Gesundheit durch wiederentdeckte Hausmittel

Gesundheit durch wiederentdeckte Hausmittel

von

Mutter Theresa Berghammer

F. Englisch Verlag

CIP-Kurztitelaufnahme der Deutschen Bibliothek

Berghammer, Theresa:
Gesundheit durch wiederentdeckte Hausmittel /
von Theresa Berghammer. – Wiesbaden : Englisch,
1982.
ISBN 3–88140–126–1

ISBN 3–88140–126–1

Titelgestaltung: Klaus Werner
Printed in Germany

9283 7465 43 201

Inhalt

Vorwort

Untersuchungen und Umfragen in der Bundesrepublik ergaben bereits vor Jahren, daß unsere Bürger wieder in zunehmendem Maße mehr auf Naturheilmittel als auf Chemotherapeutika vertrauen.
In manchen Kreisen hielt man dieses „Zurück zur Natur" zunächst lediglich für eine nostalgische Welle, die sehr bald wieder verebben würde.
Tatsächlich aber lehnen die Menschen bei uns wie auch anderswo die unüberschaubare Zahl chemischer Medikamente ab, weil diese inzwischen erwiesenermaßen vielfach nicht ohne gesundheitsschädliche Nebenwirkungen und Folgen bleiben und bei häufigem Gebrauch oder längerer Anwendung ein mitunter nicht unbeträchtliches Risiko darstellen können.
Dabei sollen chemische Arzneimittel natürlich nicht grundsätzlich verurteilt werden. Sie können ein Segen für einen Kranken sein und Leben retten, wenn vieles andere womöglich schon versagt hat. Aber eine mehr oder weniger banale Erkältung beispielsweise mit schweren Antibiotika zu behandeln, bedeutet mit Kanonen auf Spatzen schießen. Dabei trifft man nicht nur den Spatzen, sondern auch den Baum, auf dem er sitzt.
Dies eben begreifend erinnert man sich, daß ja auch die Natur segensreiche und heilsame Schätze für die Gesundheit birgt. Nur weiß man bedauerlicherweise in vielen Familien nicht mehr, sich dieser Schätze zu bedienen. Alte und von Generation auf Generation oft überlieferte Rezepturen gerieten in Vergessenheit, die Kenntnis wertvoller Hausmittel ging verloren. Genau diese Lücke wieder ein wenig zu schließen, ist Absicht dieses Buches.

Überliefertes Wissen

Schon in meinen frühesten Kindheitserinnerungen nimmt meine Großmutter einen wichtigen Platz ein.
Ich sehe sie heute noch wie an so vielen sommerlichen Tagen vor mir, wie sie aus dem Schatten des Hauses tritt und mir mit einer knappen Bewegung zu verstehen gibt, ihr zu folgen. Klein und zart, eine bunt gemusterte Schürze über dem dunklen Kleid, die nackten, von der Sonne gegerbten Beine in flachen Sandalen, einen Flechtkorb am Arm und einen schon lange nicht mehr neuen, gebleichten Strohhut auf dem gescheitelten und zu einem strengen Knoten gekämmten Haar.
Hatten wir Seite an Seite den großen Hof verlassen, marschierten wir zügigen Schrittes, aber ohne bestimmte Eile erst einmal schweigend die staubige Straße zum Dorf hinaus, bevor Großmutter auf den Wiesen emsig und gesprächig wurde und von den Pflanzen und der Natur erzählte, auch wenn ihre Enkelin vieles nur langsam und erst nach und nach zu verstehen begann.
Beschwerden und nicht lebensgefährliche Krankheiten mit Naturheil- und Hausmitteln selbst zu behandeln und zu kurieren, war zu meiner Kinderzeit auf dem Lande, wo ich großgeworden bin, die Regel. Ich kann mich nicht erinnern, jemals eine Tablette bekommen zu haben, wenn ich einmal unter Kopfschmerzen litt oder mit einer Erkältung nach Hause kam. Großmutter hatte gegen jedes Weh etwas parat. Aber das eigentlich war nicht das Besondere, denn heilkundig war man zu jener Zeit noch in vielen Bauernfamilien. Außergewöhnlich an Großmutter war, daß sie über Kenntnisse und Fähigkeiten verfügte, die eben nicht alltäglich waren. Sie selbst hat dies nie betont, und auch in unserer großen Familie war dies kein Gesprächsstoff. Nichtsdestoweniger begriff ich dies doch schon recht früh, kamen doch die Leute aus der fernen wie nahen Umgebung zu ihr, um sich einen Rat in Gesundheitsfragen zu holen, wobei die Hilfesuchenden nicht selten auch mit einer von Großmutters Arzneien wieder den Hof verließen.
War jemand ernstlich krank, fragte man erst Großmutter in vielen Fällen, was zu tun oder ob der Arzt aus der Stadt zu holen sei. Wußte man doch ihr Urteil genauso zu schätzen wie ihren tatkräftigen und uneigennützigen Einatz, der keineswegs nur auf die Menschen beschränkt war.

Drohten Seuchen oder war im Stall eine Kuh krank oder wollte nicht fressen, holte man ebenfalls Großmutter, die dann in den meisten Fällen alleine im Stall verschwand und die Tür hinter sich schloß. Niemand wußte genau, was sich dabei da drinnen abspielte, was Großmutter machte. Die Bauern jedoch respektierten ihr Verhalten, zumal es in den allermeisten Fällen erfolgreich war.
Wenn ich Großmutter manchmal auch auf solchen Gängen begleitete, war meine Neugier unbeschreiblich groß. Doch eine bestimmte Scheu, die ich ihr gegenüber trotz aller Zuneigung nicht abzulegen vermochte, hielt mich davon ab, nach Geheimnissen zu fragen. Und es sollte noch lange dauern, bevor sie nicht mehr allein in einem Stall verschwand, sondern mir mit der ihr typischen knappen Handbewegung zu verstehen gab, ihr hinter die Tür zu folgen.
Ich kann mich nicht entsinnen, meine Großmutter selbst in ihren späten Lebensjahren tagsüber die Hände müßig in den Schoß gelegt in ihrem Lehnstuhl sitzen gesehen zu haben. Lautlos auf groben Filzpantoffeln huschte sie durchs große Haus, hantierte in der Küche und in ihrer „Hausapotheke". Das war ein kleiner Raum im ersten Stock, den man nur durch das Schlafzimmer meiner Großeltern betreten konnte.
Ich liebte es schon als kleines Mädchen, in diesem Zimmer zu sein, die von undefinierbaren Gerüchen und feinen Düften erfüllte Luft einzuatmen, die aus den Behältern und Gläsern auf den Regalen und im Schrank zu kommen schienen. Ich war zufrieden, still auf einem Hocker zu sitzen, dem einschläfernden Brummen einer Fliege nachzuhören und Großmutter zuzusehen, wie sie auf einem großen Holztisch Kräuter sortierte, mischte und abfüllte, Flüssigkeiten ansetzte oder sonst irgend etwas Heilsames zubereitete.
So wurde aus dem kleinen Zuschauer ein Lehrling, dessen ganze Lebensweg dadurch beeinflußt wurde. Ebenso wie ich ganz offensichtlich bestimmte körperliche und charakterliche Merkmale meiner Großmutter vererbt bekommen habe, so gab sie mir ihr Wissen weiter. Vieles davon, das lange Zeit allein auf Erfahrung beruhte, wurde inzwischen auch von Seiten der Wissenschaft und Medizin bestätigt.
So befinden sich Haus- oder Naturheilmittel nach und nach auch dort wieder im Aufwind, wo man sie vor noch gar nicht so langer Zeit einfach und nicht ohne Überheblichkeit als obsolet, als veraltet abgetan hatte.

Bewährtes kann alt sein, aber kann man es deswegen auch als veraltet oder überholt bezeichnen?
Sicherlich nicht, sehen wir doch, daß viele heilkundliche überlieferte Rezepte ein wertvoller Hausschatz sind.
Eine kleine Auswahl davon enthält dieses Buch, wobei Großmutters Haushalttricks und einige ausgefallene Küchen- und Kellerrezepte ebensowenig fehlen wie Rezepturen und Mittel gegen vielerlei Beschwerden und Krankheiten sowie für die Körper- und Schönheitspflege. Mögen Sie Ihnen und den Ihren nützlich und hilfreich sein!

Abkürzungen

l	Liter
EL	Eßlöffel
TL	Teelöffel
geh.	gehäuft
gestr.	gestrichen

Heilmittel für die Gesundheit

Hausmittel und volksheilkundige Methoden beschränken sich keineswegs nur auf die Verwendung von Heilpflanzen und Kräutern in Form von Tee, Medizinalweinen, Tinkturen und anderen Zubereitungen. Früchte und Gemüse, Butter, Schmalz, Bienenharz, Getreide und Petroleum können in bestimmten Fällen genauso hilfreich sein wie Bäder, Umschläge, Rum und Rosenwasser, um nur einiges zu nennen.

Abgespanntheit

Sich nach einem anstrengenden Tag richtig entspannen, macht oft Hilfsmittel notwendig. Wobei der Mensch von heute zweifelsohne sehr viel häufiger und ärger unter Abgespanntheit und Überreiztheit zu leiden hat als früher.

Ein **Lindenblütenbad** beispielsweise ist gut zum Entspannen. Man überbrüht 2–3 Handvoll davon mit 3 l kochendem Wasser und läßt das ganze etwa eine halbe Stunde zugedeckt ziehen. Den Abguß in das Badewasser (37 Grad) schütten und 10 Minuten in der Wanne bleiben. Abtrocknen und eine halbe Stunde ruhen.

Ein **Heublumenbad** entspannt und erfrischt zugleich. Es ist auch hilfreich, wenn eine sommerliche Erkältung im Anzug ist. ½ kg Heublumen in eine Stoffwindel binden und in 2–3 l Wasser eine Viertelstunde sieden (nicht kochen!) lassen. Den Abguß und die Windel mit den Heublumen ins nicht zu heiße Badewasser geben und 10 Minuten in der Wanne bleiben. Anschließend abtrocknen. Das Heublumenbad wird am besten vor dem Zubettgehen genommen.

Basilikumwein wirkt entspannend und nervenstärkend und eignet sich vor allem zur kurweisen Einnahme bei häufiger nervlicher Abgespanntheit. 35 g frisches Basilikum (bevorzugt nur die Blätter) werden in eine Flasche (0,7 l) trockenen Weißwein gegeben. Eine Woche lang gut verschlossen bei Zimmertemperatur ziehen lassen. Danach abseihen und auch die Blätter ausdrücken. In der Flasche wieder kühl und dunkel aufbewahren. Gegebenenfalls kann der Wein noch mit etwas Honig abgeschmeckt werden. ½ Weinglas davon nach dem Essen langsam trinken.

Abszesse

Abszesse müssen erweicht werden, damit der Eiter nach außen abfließen kann. Um das Reifwerden eines Abszesses zu beschleunigen, eignen sich folgende Umschläge oder Pflaster.

Gerstenmehl: 4 EL Gerstenmehl mit Wasser anrühren und auf kleiner Flamme zu einem dicken Brei einkochen. Gut warm auf den Abszeß auftragen und abdecken. Einwirken lassen, bis der Brei abgekühlt ist.

Zwiebelpflaster: Eine geschälte Zwiebel in Ringe schneiden und im Ofen (oder auch in einer Teflonpfanne) weichdünsten. Die Zwiebelstücke in ein Stück Mullstoff einschlagen und auf den Abszeß legen.

Leinsamen: Einige EL Leinsamen mahlen und mit Wasser zu einem Brei einkochen. Gut warm auf den Abszeß streichen und abdecken.

Porreeumschlag: 1–2 Porreestangen in dünne Ringe schneiden und in wenig Wasser rasch sehr weich kochen. In ein Stück Mull einschlagen und auf die zu behandelnde Stelle legen.

Heilerde: Heilerde mit Wasser zu einer dickflüssigen Paste rühren. In einem Gazetuch auf die zu behandelnde Stelle auflegen und eine Stunde einwirken lassen.

Sowohl erweichend als auch schmerzlindernd wirken nachstehende Rezepte.

Feigenpflaster: Einige getrocknete Feigen in Milch weichkochen, durchschneiden und auf den Abszeß legen. Mit einem Verband befestigen.

Königskerzenumschlag: 1 Handvoll getrocknete Königskerze in ½ l kaltem Wasser ansetzen und 10 Minuten leise kochen lassen. Abseihen und den Abguß für Kompressen verwenden.

Ausgezeichnet wirkt auch die Anwendung von **Bockshornklee**. Ein Hautpflaster bereitet man zu, indem man gepulverte Bockshornkleesamen in wenig Milch zu einem Brei einkocht und diesen auf die zu behandelnde Stelle streicht. Abdecken.

Als erweichendes Mittel wurde früher schließlich auch noch frischer, ungesalzener **Speck** verwendet. Eine Scheibe oder ein Stück Speck auf den Abszeß legen und befestigen.

Eibischkompressen: 1 Handvoll Eibisch (Blätter und Wurzel, oder nur zerkleinerte, getrocknete Wurzel alleine) in ½ l kaltem Wasser ansetzen und 10 Minuten zugedeckt leise kochen lassen. Gut warm für Kompressen verwenden.

Entzündungswidrig und die Wundheilung beschleunigend wirkt **Spitzwegerich** nach dem Aufgehen des Abszesses. Entweder einige gewaschene und etwas zerdrückte Spitzwegerichblätter auf die zu behandelnde Stelle legen oder Kompressen mit einem Aufguß: Einige saubere Blätter in ¼ l kaltem Wasser ansetzen und kurz aufkochen sowie 5–10 Minuten zugedeckt ziehen lassen.

Abstillen

Um die Milchsekretion nach dem Abstillen u. U. zum Versiegen zu bringen, bediente man sich gerne folgender Zubereitungen.

Erdbeerwurzelabkochung: 1 EL geschnittene Wurzel mit 1 Tasse Wasser zugedeckt 5 Minuten auf kleiner Flamme köcheln und 15 Minuten ziehen lassen. Abseihen und 3–5 Tassen täglich zwischen den Mahlzeiten trinken. Wenn sich dabei der Urin rötlich färbt, handelt es sich um keine krankhafte, sondern die normale Begleiterscheinung.

Minze: 1 geh. TL der Blätter mit 1 Tasse kochendem Wasser überbrühen, 5 Minuten ziehen lassen und abseihen. 3–4 Tassen täglich, die letzte allerdings nicht mehr nach 17 Uhr. Aufgrund der ebenfalls anregenden Wirkung der Minze kann es sonst zu Einschlafstörungen kommen.

Petersilie 1 EL des geschnittenen Krauts mit 1 Tasse kaltem Wasser ansetzen und 2–3 Minuten zugedeckt leise köcheln lassen. 10 Minuten ziehen und abseihen. Man trinkt davon 1 Tasse vor jeder Mahlzeit.

Immergrünumschlag: 1–2 Handvoll frisch gepflückte Immergrünblätter mit kochendem Wasser überbrühen, etwas zerquetschen und auf die Brust legen.

Adernverkalkung

Zur besseren Vorbeugung wie zur naturheilkundlichen Behandlung von Adernverkalkung wird seit langem schon die **Zwiebel** geschätzt.
Am Abend eine mittelgroße Zwiebel fein hacken und mit einer großen Tasse kochendem Wasser überbrühen. Zugedeckt bis zum nächsten Morgen stehen lassen und den Abguß davon auf nüchternen Magen trinken. Die Anwendung erfolgt am besten kurweise, 10–20 Tage lang pro Monat.
Wissenschaftliche Untersuchungen neuester Zeit bestätigen die Adernverkalkung vorbeugende Wirkung der Zwiebel sowie auch des Knoblauchs. Man sollte daher diese „Duftgewächse" regelmäßig und reichlich verzehren. Wissenschaftler der Universität Newcastle (England) stellten ferner fest, daß Zwiebeln einen Wirkstoff enthalten, der die Fähigkeit des Blutes verbessert, gefährliche Gerinnsel aufzulösen und dadurch eine u. U. mögliche Thrombose zu verhindern.

Sowohl einem zu hohen Blutdruck als auch der Adernverkalkung (Arteriosklerose) wirken **Roggenkörner** entgegen. 20 g Speiseroggenkörner (Reformhaus) in ½ l kaltem Wasser ansetzen, erhitzen und auf kleiner Flamme 10 Minuten köcheln lassen. Noch 15 Minuten ziehen lassen und abseihen. Den Abguß über den Tag verteilt trinken.

Machen Sie im Frühling oder Frühsommer eine **Löwenzahn**kur. Ein- oder zweimal täglich vor dem Essen einen Teller frischgepflückte, zarte Löwenzahnblätter, angemacht mit etwas Zitrone und kaltgepreßtem Olivenöl. Diese Kur kommt ebenfalls Ihrer Leber zugute.

Frauenmanteltee: 30 g getrocknetes Kraut in 1 l kaltem Wasser ansetzen, kurz aufkochen und 10 Minuten ziehen lassen. Abseihen. Davon trinke man eine Tasse vor den Mahlzeiten.

Eschentee: 25 g der Blätter in 1 l kaltem Wasser ansetzen und kurz aufkochen lassen. 10 Minuten ziehen lassen, abseihen und den Abguß über den Tag verteilt trinken.

Misteltee: 1 Prise Mistel mit 1 Tasse gekochtem Wasser überbrühen und 5–10 Minuten zugedeckt ziehen lassen. 2–3 Tassen täglich zwischen den Mahlzeiten.

Weißdorntee: 1 TL Blüten mit 1 Tasse kochendem Wasser überbrühen und 5–10 Minuten zugedeckt ziehen lassen. 3 Tassen täglich, jeweils eine nach dem Mittag- und Abendessen sowie kurz vor dem Schlafengehen.

Walnußblätterwein: 40–50 g frische Walnußblätter in einer Flasche gutem Weißwein ansetzen und eine Wochen ziehen lassen. Abseihen und in einer Flasche dunkel und kühl aufbewahren. 1 Gläschen davon vor dem Mittag- und Abendessen.

Wacholderwein: 25 g zerdrückte Wacholderbeeren zusammen mit 10 g Wacholdernadeln und 10 g zerkleinerte Meerrettichwurzel in einem abschließbaren Steingutgefäß in 0,7 l trockenem Weißwein ziehen lassen. Nach einer Woche abseihen und fein durchfiltern. In eine Flasche füllen und kühl und dunkel aufbewahren. 1–2 Gläschen täglich.

Akne

Akne ist bekanntlich eine Hautkrankheit, bei der es zur Bildung von Mitessern, Pusteln bis hin zu Abszessen kommt.
Die echte Akne (Akne vulgaris/Akne juvenilis) tritt an Brust, Rücken und im Gesicht auf. Die Ursachen sind noch weitgehend unbekannt. Da es jedoch bevorzugt während der Pubertät zum Ausbruch dieser Hautkrankheit kommt, darf sicherlich ein Zusammenhang mit dem Hormonhaushalt angenommen werden.
Meist ebenso wirksam wie moderne chemische Produkte und Arzneimittel, aber ungefährlich und ohne unerwünschte Nebenwirkungen sind eine Reihe Naturheilmittel. Wunder sollte man sich in der Aknebehand-

lung grundsätzlich nicht erwarten, aber verblüffende Erfolge lassen sich durchaus erreichen. Nicht jeder reagiert gleich gut auf jedes Mittel. Man sollte deshalb, wenn notwendig, möglichst verschiedene Rezepte ausprobieren. Auch darf nicht vergessen werden, daß natürliche Mittel meist nicht so „rabiat“ wirken, sondern schon einige Zeit der regelmäßigen Behandlung nötig ist, damit sich ein Effekt zeigt.

Kompressen mit **Klettenwurzel**: 50 g Klettenwurzel (getrocknet und zerkleinert) 20 Minuten zugedeckt in ½ l Wasser leise kochen lassen. Abseihen und gut warm für Kompressen verwenden. Behandlung jeweils mindestens 10 Minuten.

Kompressen mit **Bittersüßem Nachtschatten:** 1 Handvoll der Beeren in ½ l kaltem Wasser ansetzen und 10 Minuten auf sehr kleiner Flamme zugedeckt kochen lassen. Gut warm für Gesichtskompressen benutzen. Was vom Abguß nicht gebraucht wird, weggießen. Keinesfalls für innere Anwendung gebrauchen oder trinken. Bittersüßer Nachtschatten ist giftig!

Kompressen mit **Ruprechtskraut** oder Stinkendem Storchenschnabel: 1 Handvoll des getrockneten Krautes (Blatt und Blüten) in ½ l kaltem Wasser zum Kochen bringen und 10 Minuten auf sehr kleiner Flamme weiterkochen lassen. Den Abguß für Kompressen benützen.

Stiefmütterchen eignen sich für die Behandlung der Akne von innen wie von außen: 50 g Stiefmütterchen in 1 l kaltem Wasser ansetzen und einmal kräftig aufkochen lassen. 10 Minuten ziehen lassen. Den Abguß davon zur Hälfte über den Tag verteilt tassenweise als Tee trinken, den Rest für morgendliche und abendliche warme Kompressen benützen.

Bei starken Entzündungen und zur Verbesserung der Abheilung ist **Spitzwegerich** gut: 1 Handvoll Blätter in ½ l kaltem Wasser ansetzen und 15 Minuten leise im zugedeckten Topf kochen lassen. Den Abguß davon mit Rosenwasser (Apotheke) 2:1 vermischen und in eine saubere Flasche füllen. Morgens und abends zur Hautpflege oder für Kompressen verwenden.

Wirksam gegen Akne ist ebenfalls die regelmäßige Anwendung einer **Salatmaske:** Einige große, möglichst dunkle Salatblätter in Magermilch kurz kochen und damit das Gesicht abdecken. 20–30 Minuten im Liegen einwirken lassen, entfernen und mit viel lauwarmem Wasser abspülen.

Ganz außergewöhnliche Erfolge erzielt man mitunter mit Auflagen aus zerquetschten **Grünkohlbättern**. Auf das Gesicht auflegen und eine halbe Stunde einwirken lassen.

Angina pectoris

Bei der als Angina pectoris bezeichneten Engbrüstigkeit oder Herzbräune handelt es sich um anfallsweise auftretretende gürtelförmige Schmerzen um die bzw. in der Brust, die über das linke Schultergelenk bis in die Finger der linken Hand ausstrahlen können.
Man unterscheidet zwischen verschiedenen Angina pectoris-Formen. Bei der echten Angina pectoris sind die Herzkranzgefäße schon so verändert, daß sie bereits im Ruhezustand oder nach körperlicher Belastung nicht mehr genügend Blut befördern können, wodurch es schließlich zu einer ungenügenden Versorgung mit Sauerstoff des Herzmuskels und so zum Angina pectoris-Anfall kommt. Aber auch infolge nervöser Fehlsteuerung der Herzkranzgefäße kann es bei an sich gesunden Koronararterien zu Angina pectoris „vasomotorica" kommen. Als Pseudo-Angina pectoris schließlich bezeichnet man in der Medizin jene Form, die nicht auf der Erkrankung des Herzens, sondern anderer Organe, beispielsweise anderer Brustorgane, des Schultergelenkes oder der Wirbelsäule beruht.
Ob und welche Angina pectoris vorliegt, kann ausschließlich der Arzt beurteilen. Auch die entsprechende medizinische Behandlung wird er heute festsetzen. Zur Unterstützung bzw. nach Absprache mit ihm bieten sich jedenfalls folgende Naturheilmittel an:

Weißdorntee wirkt entspannend und hat sich auch ausgezeichnet bei allen nervösen Herzbeschwerden bewährt. Weißdorn fördert den Kreislauf und die Sauerstoffversorgung des Herzens. Man überbrühe 1 TL Weißdornblüten mit 1 Tasse gekochtem Wasser. Zugedeckt 5 Minuten ziehen lassen und eventuell mit Honig (nicht mit Zucker!) gesüßt trinken. Bis zu 3–4 Tassen täglich. 1–2 Tassen dabei bevorzugt abends vor dem Schlafengehen.

Weißdorntinktur hat dieselbe Wirkung, zudem aber noch den Vorteil der einfacheren Anwendung. 20–25 Tropfen in ½ Glas Wasser entweder bei Bedarf oder 3–4 mal täglich nach Absprache mit dem Arzt; vor den Mahlzeiten und dem Schlafengehen.

Schöllkraut wurde früher ebenfalls bei Angina pectoris angewandt. Man gebrauchte 5 g pro ½ l Wasser. Das Kraut wurde überbrüht und nach 10 Minuten Ziehen abgeseiht. Man trank 2–3 Tassen täglich zwischen den Mahlzeiten. Bei höheren Dosen besteht Vergiftungsgefahr. Ohne ärztliche Vorschrift oder Zustimmung darf Schöllkraut für innere Anwendungen grundsätzlich nicht genommen werden!

Erleichterung bei einer Angina pectoris-Krise bzw. einem Anfall verschafft folgende Zubereitung: In eine Tasse **Weißdorntee** (1 TL Blüten pro Tasse Wasser) 2–3 Tröpfchen **Arnikatinktur** geben und sofort schluckweise trinken.

Wer früher zu Angina pectoris neigte und einen Anfall befürchtete, dem wurde geraten, sich täglich die Herzgegend mit einem **kupfernen Gegenstand** einige Minuten lang einzureiben.

Angstzustände

Außergewöhnliche Anspannungen und seelische Überforderungen können mitunter auch zu Angstzuständen führen. Entspannend und beruhigend wirken Teezubereitungen mit bestimmten Heilkräutern.

Salbei: 1 TL getrocknete Salbeiblätter mit 1 Tasse Wasser überbrühen und zugedeckt 10 Minuten ziehen lassen. Mit Honig gesüßt eine Tasse vor dem Schlafengehen sowie bei Bedarf trinken.

Weißdorn beeinflußt insbesondere sehr günstig Herzängste und Beklemmungen: 1 TL Weißdornblüten mit 1 Tasse gerade gekochtem Wasser übergießen und zugedeckt 5 Minuten stehen lassen. Jeweils 1 Tasse 15 Minuten vor den Mahlzeiten sowie vor dem Zubettgehen trinken.

Ebenso wirkt **Melisse** speziell entspannend auf das Herz: 1 gestr. EL Melissenblüten mit 1 Tasse gerade gekochtem Wasser überbrühen und 5 Minuten zugedeckt ziehen lassen. Man trinke nach jeder Hauptmahlzeit eine Tasse dieses Abgusses.

Lindenblütentee mit Baldriantinktur wirkt ebenfalls allgemein entspannend und beruhigend: 1 Prise Lindenblüten mit 1 Tasse kochendem Wasser übergießen und 5 Minuten ziehen lassen. In den etwas abgekühlten Abguß davon 10–20 Tropfen Baldriantinktur (Apotheke) rühren. Je 1 Tasse nach oder zwischen den Hauptmahlzeiten sowie vor dem Schlafengehen trinken.

Anregung

Allgemein anregende und stimulierende Kräuterzubereitungen bieten sich zur kurweisen Anwendung wie zum Gebrauch bei Bedarf an.

Dillsamenaufguß: 1 TL der zerstoßenen Samen mit 1 Tasse siedendem Wasser überbrühen und zugedeckt 10 Minuten ziehen lassen. Abseihen. 2–3 Tassen täglich nach den Hauptmahlzeiten trinken.

Dostaufguß: 1 EL getrocknetes Kraut mit 1 großen Tasse Wasser überbrühen und 10 Minuten zugedeckt stehen lassen. Danach abseihen und 1 Tasse nach den Hauptmahlzeiten trinken.

Liebstöckelaufguß: 1 gestr. TL der zerstoßenen Samen mit 1 Tasse kochendem Wasser übergießen, 10 Minuten ziehen lassen und abseihen. 1–2 Tassen täglich nach den beiden Hauptmahlzeiten.

Fenchelkrautabkochung: 1 EL Fenchelkraut mit 1 großen Tasse Wasser zum Kochen bringen, vom Herd nehmen und zugedeckt 5–10 Minuten ziehen lassen. Abseihen, 2–3 Tassen täglich trinken nach den Mahlzeiten.

Korianderabkochung: 1 TL der zerstoßenen Samen mit 1 großen Tasse kaltem Wasser ansetzen und aufkochen, sowie 5 Minuten zugedeckt ziehen lassen. Abseihen und 2 Tassen täglich nach dem Essen trinken.

Quendelaufguß: 2–3 Zweiglein Quendel oder Thymian oder 1 TL gerebeltes Kraut mit 1 Tasse Wasser überbrühen, 10 Minuten ziehen lassen und abseihen. 2–3 Tassen täglich nach oder zwischen den Mahlzeiten.

Aphrodisiaka

Aphrodisiaka sind Mittel, die den Geschlechtstrieb steigern. Man kennt seit altersher eine Menge Kräuter, die – dem Liebsten oder müden Ehegespons unter das Essen gemischt oder als guter Tropfen serviert – dessen Begehren fördern sollen.
Ob folgende Rezepturen allein in der Lage sind, Wunder zu vollbringen, kann nicht garantiert werden. Zweifellos aber haben die nachfolgend verwendeten Pflanzen einen allgemein anregenden und belebenden Effekt und sind keinesfalls schädlich. Es gibt also nichts, was gegen einen Versuch im Bedarfsfall spricht.

Anisaufguß: 1 g (ca. 1 knapper, gestr. TL voll) zerstoßene Anissamen mit 1 Tasse gekochtem Wasser aufgießen, kurz ziehen lassen und abseihen. 1–2 Tassen täglich nach dem Essen. Dieselbe Menge Anissamen kann auch so eingenommen werden.

Koriander: 1 TL Korianderfrüchte (Samen) mahlen oder zerstoßen und mit 1 Tasse kochendem Wasser überbrühen, 10 Minuten ziehen lassen und abseihen. 1 Tasse nach jeder Hauptmahlzeit.

Zimtschnaps: 40 g Zimtstangen, 30 g aufgeschnittene Vanilleschoten, 30 g zerkleinerte Beerenklauwurzel zusammen in 1 Flasche gutem Klaren ansetzen und verschlossen 2–3 Wochen ziehen lassen. Mehrmals aufschütteln. Danach abseihen, nochmals durch einen Papierfilter gießen und in die saubere Flasche zurückfüllen. 1 Schnapsgläschen täglich nach dem Essen.

Pfefferminz-„Tinktur“: 80 g frische Pfeffer- oder andere Minze waschen, abtropfen und fein schneiden. In 0,7 l gutem Klaren 10 Tage verschlossen ziehen lassen. Danach abgießen, die Minze auspressen und nochmals durch einen Papierfilter filtrieren. In der ausgespülten Flasche aufbewahren. 1 TL zerkleinerte Zimtstange mit 1 Tasse kochendem Wasser überbrühen und 10 Minuten zugedeckt ziehen lassen. In den Abguß davon 1 EL der zubereiteten „Minzetinktur“ geben und verrühren. 1 Tasse nach dem Essen.

Bärenklauschnaps: 125 g zerkleinerte Wurzel vom Bärenklau in 1 Flasche gutem Klaren ansetzen und 2 Wochen ziehen lassen. Einige Male kurz aufschütteln. Den Alkohol durch einen Papierfilter abseihen. 1 Schnapsgläschen davon ein- bis zweimal täglich vor dem Essen.

Zu den anregenden Kräutern, die man reichlich in der Küche verwenden sollte, zählen vor allem noch **Gewürznelken, Bohnenkraut, Ingwer, Salbei, Quendel** und **Brennessel**. Die Kräuter sind möglichst frisch zu verwenden.

Appetitlosigkeit

Ein gesunder Appetit ist unentbehrlich für eine gute körperliche Konstitution und das seelische Wohlbefinden. Appetitanregende Mittel sind meist besonders nach einer Krankheit angebracht, um den Rekonvaleszenten wieder zu Kräften zu verhelfen. Aber auch schwächlichen und blutarmen Kindern fehlt es oft am nötigen Bedürfnis nach genügend Nahrung.

Als Appetitanreger, die auch die Kleinen wohl gerne mögen, kommen frische **Aprikosen, Himbeeren** oder auch **Radieschen** in Frage. Eine nicht zu große Portion davon sollte etwa eine halbe Stunde vor dem Mittag- und Abendessen gegeben werden.

Schlechten Essern kann man ebenfalls vor jeder Mahlzeit 2–3 TL selbstgemachtes **Quittengelee** verabreichen.

Wegwartensalat: Die frischen Blätter (bevorzugt junge zarte) gebraucht man für einen appetitanregenden Salat, der vor dem Mittag- und Abendessen zu verzehren ist.

Einen appetitanregenden Tee stellt man aus **Benediktenkraut** her.
Mehr als 5 g pro halben Liter Wasser sollte nicht verwendet werden, da größere Dosen Brechreiz hervorrufen können. Der Tee sollte Erwachsenen vorbehalten bleiben. Man trinke nicht mehr als 2 Tassen täglich und diese zwischen den Mahlzeiten.

Appetitlosigkeit infolge starker Nervosität läßt sich mit **Hopfentee** verbessern: 10 g Hopfendolden mit ½ l Wasser überbrühen und 10 Minuten ziehen lassen. Je eine kleine Tasse vor dem Mittag- und Abendessen (ca. 15–20 Minuten vorher) trinken.

Estragonwein: 25 g frischen, gewaschenen Estragon in einer Flasche trockenem Weißwein ansetzen. Gut verschlossen bei Zimmertemperatur eine Woche ziehen lassen. Abseihen und kühl und dunkel aufbewahren. Vor dem Mittag- und Abendessen je ein halbes Weinglas davon als Aperitif trinken.
Reichlich Estragon in den Gerichten wirkt ebenfalls appetitstimulierend.

Erwachsene, die unter Appetitlosigkeit leiden, können vor einer Mahlzeit auch ein kleines Glas **Bier** trinken. Bier fördert die Magensaftsekretion und regt den Appetit an.

Asthma

Asthma gehört zu den allergischen Krankheiten und wird in der modernen Medizin bekanntlich oft anders behandelt als früher. Abhärtungen durch kalte Waschungen und in akuten Fällen heiße Hand- und Fußbäder sowie folgende Naturheilrezepte haben aber nach wie vor ihren Wert, und sei es nur zur Unterstützung der Hauptbehandlung.

Lindernd wirkt **Karottenmus**! Einige frische Karotten oder Möhren tüchtig mit einer Gemüsebürste unter fließendem Wasser abbürsten; damit wird Schälen oder Schaben überflüssig. Danach in kleine Stücke schneiden und in wenig Wasser im zugedeckten Topf rasch weichkochen. Pürieren oder durch ein Sieb passieren und mit Honig nach Belieben abschmecken. Als Vorspeise zum Abendessen oder vor dem Zubettgehen verzehren. Das Karottenmus soll nicht auf Vorrat, sondern immer erst bei Bedarf und kurz vor dem Verzehr zubereitet werden.

Beruhigend und auswurffördernd wirkt ein Brei mit **Isländischem Moos** und **Hafer** zubereitet. 50 g getrocknetes Isländisches Moos und 3 EL Haferflocken in 1 l kaltem Wasser ansetzen und auf kleiner Flamme im offenen Topf so lange köcheln lassen, bis etwa die Hälfte der Flüssigkeit verdampft ist, und dann sofort abseihen. Über den Tag verteilt trinken.

Majoranwein mindert den Druck und die bei Asthma auftretenden Engegefühle in der Brust, wirkt entspannend und schlaffördernd. In 1 Flasche trockenem Weißwein 50 g frischen Majoran ansetzen. Verschlossen 10 Tage lang ziehen lassen. Fein filtrieren und in der Flasche kühl und dunkel aufbewahren. Nach dem Abendessen ein Weinglas voll davon langsam trinken.

Krampflösend und lindernd wirkt **Gänseblümchentee.** 30 g Gänseblümchenkraut (Blatt und Blüte) in 1 l kaltem Wasser ansetzen, erhitzen und auf kleiner Flamme 3 Minuten mehr sieden als kochen lassen. 10 Minuten ziehen, abseihen. Über den Tag verteilt tassenweise, eventuell mit Honig gesüßt, trinken.

Gegen nervöse Asthmabeschwerden kann **Johanniskrautwein** helfen: 30 g Johanniskrautblüten in eine Flasche guten Weißwein geben und 2 Wochen lang ziehen lassen. Fein filtrieren und kühl und dunkel wieder in der Flasche aufbewahren. Ein Schnapsglas davon vor dem Mittag- und Abendessen.

Zur Linderung der Atembeschwerden können Sie sich einen **Anislikör** herstellen: 30 g zerstoßene grüne Anissamen mit 0,7 l gutem Korn in ein Steingutgefäß (z. B. Rumtopf) geben. Eine Zimtstange und 200 g Honig oder Zucker beifügen. Gut verschlossen bei mäßiger Temperatur 3–4 Wochen ziehen lassen. Abgießen, durch einen Kaffeefilter gießen und in eine Flasche umfüllen. 1–2 Schnapsgläschen täglich nach dem Essen.

Verbessernd wirkt nicht selten bei Asthma eine **Zwiebelkur**, die man 10–20 Tage pro Monat durchführen kann. Eine geschälte Zwiebel durchpressen und den Saft in einem kleinen Glas lauwarmem Wasser verrühren. Nach Belieben mit Honig abschmecken. Täglich während der Kurdauer auf nüchternen Magen trinken.

Hilfreich ist schließlich auch noch folgende Zubereitung: Je 20 g **Quendel** (oder Thymian) und **Leinsamen** mit 1 l kochendem Wasser überbrühen und zugedeckt zwei Stunden stehen lassen. Abseihen und über den Tag verteilt tassenweise mit Honig gesüßt trinken.

Für 500 g **Teemischung:** 150 g Ysop, 50 g Gundermann, 50 g Schlüsselblume, 40 g Spitzwegerich, 40 g Quendel oder Thymian, 60 g Borretsch, 40 g Königskerze, 30 g Rosmarin, 30 g Lavendel. 1 gehäuften TL der Mischung mit 1 Tasse siedendem Wasser überbrühen und zugedeckt 10 Minuten ziehen lassen. Abseihen und eventuell mit Honig gesüßt trinken. Die Anwendung erfolgt bevorzugt kurweise, sofern nicht anders angegeben. Getrunken werden täglich 2–3 Tassen zwischen oder vor den Mahlzeiten.

Aufstoßen (saures)

Auch gegen saures Aufstoßen sind einige Kräutlein gewachsen. Wer allerdings ständig darunter zu leiden hat, gehe der Ursache auf den Grund, die in Verdauungs- und Magenbeschwerden liegen kann.

Kamillenaufguß: 1 EL der Blüten mit 1 Tasse Wasser überbrühen und 5–10 Minuten ziehen lassen. 1 Tasse von dem Abguß vor den Mahlzeiten.

Melissenabkochung: 1 TL Melisse mit ½ TL zerstoßenen Anissamen in 1 Tasse kaltem Wasser zum Kochen bringen, 10 Minuten ziehen lassen und abseihen. Man trinke 1 Tasse nach den Mahlzeiten bzw. bei Bedarf.

Pfefferminztee: 1 TL gerebelte Blätter oder auch einige frische mit 1 Tasse kochendem Wasser überbrühen und 5–10 Minuten abgedeckt ziehen lassen, dann abseihen. 1 Tasse bei Bedarf oder gleich nach dem Essen.

Wacholderbeerenabkochung: 1 TL der zerdrückten Beeren mit 1 Tasse Wasser aufkochen, dann 5–10 Minuten ziehen lassen und abseihen. Der Abguß wird nach dem Essen oder bei Bedarf getrunken.

Augenbindehautentzündung

Kamillenkompressen: Mehrmals täglich Teebeutel mit Kamillenblüten auflegen, die mit gekochtem Wasser überbrüht worden sind. Wichtig: Für jede Anwendung einen neuen Teebeutel gebrauchen und jeweils 5–10 Minuten aufliegen lassen.

Kerbel ist ebenfalls recht hilfreich bei Bindehautentzündung: Entweder drei- bis viermal täglich je 2 Tropfen frischen Kerbelsaft in die Augen träufeln oder mehrmals täglich Kompressen mit Kerbelabguß auflegen. Dafür 1–2 TL getrockneten Kerbel mit ⅛ l kochendem Wasser überbrühen und 15 Minuten zugedeckt ziehen lassen. Abseihen und lauwarm anwenden.

Ist frischer **Kopfsalat** zur Hand, kann man auch diesen gut für die Behandlung der Augen verwenden. Einige saubere Kopfsalatblätter in wenig Wasser weichkochen und die Flüssigkeit für mehrmals tägliche warme Kompressen gebrauchen.

Augenlidrandentzündung

Eine Entzündung der Lidranddrüsen tritt oft zusammen mit einer Entzündung der Augenbindehaut auf, muß aber nicht dieselbe Ursache haben.

Ein sehr gutes Mittel ist **Spitzwegerich**. Am besten einige frische gesäuberte Blätter in ¼ l kaltem Wasser ansetzen und kurz aufkochen lassen. Noch 5–10 Minuten ziehen lassen und abseihen. Gut warm für jeweils 5–10 minütige Kompressen gebrauchen.

Außerdem wirksam sind Kompressen mit **Steinkleeabguß**: 20–25 g der getrockneten Blüten mit ½ l kochendem Wasser übergießen und zugedeckt 10 Minuten ziehen lassen. Dreimal täglich je 5 Minuten Kompressen mit dem Abguß auflegen.

Bei chronischen Lidrandentzündungen empfehlen sich **Augenbäder**. Dazu taucht man mit dem Gesicht in eine Schüssel mit kaltem Wasser. Die Augen müssen dabei zuerst geschlossen sein und werden erst unter Wasser mehrmals geöffnet. Diese Prozedur wird zwei- bis dreimal wöchentlich wiederholt. Bei akuter Lidrandentzündung kann dieselbe Behandlung mit warmem Wasser erfolgen, dem man dem Abguß von Fenchel (durch Papierkaffeefilter abseihen!) beigefügt hat.

Augenbeschwerden

Infolge einer Talgdrüseninfektion am Lidrand kann es zur Bildung eines **Gerstenkorns** kommen. Hier helfen mehrmalige gut warme Kompressen ebenfalls mit Steinklee- oder Spitzwegerichabguß.

Ein „blaues Auge" bzw. Bluterguß behandelt man am besten mit Auflagen aus frisch geriebenem **Apfel**, den man in ein Stück Mullstoff einschlägt. Etwa ½ Stunde einwirken lassen.

Um einen Fremdkörper wieder aus dem Auge zu bekommen, wird zwischen Augapfel und Augenlid ein **Leinsamenkorn** gesteckt. So kommt der Fremdkörper rasch zum Vorschein oder kann leicht entfernt werden. Das Leinsamenkorn selbst läßt sich danach wieder ohne weiteres aus dem Auge holen, indem man das Lid an den Wimpern vom Augapfel wegzieht.

Blähungen

Blähungen sind nicht nur recht unangenehm, sondern mitunter auch sehr schmerzhaft und können sogar chronisch werden, wenn man nicht konsequent dagegen etwas unternimmt.

Grundsätzlich sind Hülsenfrüchte, Kohl und frischgebackenes Brot zu meiden. Auch sogenannte Schonkost mit viel Weißmehl, Mehlspeisen und Zucker vermehrt die Gasbildung durch Begünstigung von Fäulnisvorgängen im Darm.

Einfach und trotzdem wirkungsvoll ist das ausgiebige Kauen von 1 oder 2 frischen Stengeln **Petersilie** nach dem Essen.

Pfefferminztee mit Quittengelee: In 1 Tasse Pfefferminztee 1 TL Quittengelee rühren und nach dem Essen schluckweise trinken.

Wacholderbeeraufguß: 1 TL der gestoßenen Beeren mit 1 Tasse kochendem Wasser überbrühen. 10 Minuten ziehen lassen und 1 Tasse nach den Hauptmahlzeiten trinken. Es können anstatt des Abgusses auch einige Wacholderbeeren gekaut werden.

Estragonaufguß: 1 TL Estragonkraut oder Blätter mit 1 Tasse kochendem Wasser aufbrühen und 10 Minuten zugedeckt ziehen lassen. 1 Tasse nach dem Essen.

Eine **Spezialmischung** breiten Sie sich aus je 25 g **Fenchelsamen, Koriander, Anissamen** und **Dillsamen**. Von dieser gut vermengten Mischung überbrühe man 1 TL mit 1 Tasse kochendem Wasser. 5–10 Minuten ziehen lassen und abseihen. Nach dem Essen trinken.

Mit derselben Mischung läßt sich ebenfalls ein **Verdauungsschnaps** herstellen: 4 EL davon zerstoßen und in 1 Flasche gutem Klaren (mehr als 40 Vol.) ansetzen. 1 Woche gut verschlossen ziehen lassen und in der Zwischenzeit einige Male schütteln. Fein abseihen. ½ Schnapsglas davon nach dem Essen.
Bei einem akuten, sehr schmerzhaften Anfall von Blähungen verabreiche man den zuvor angegebenen Spezialtee. Es wirken aber auch **Fencheltee** oder **Kümmeltee** erleichternd. Man nimmt 1 EL der zerstoßenen Samen, die man mit ¼ l kochendem Wasser überbrüht und einige Minuten ziehen läßt. Mit Honig gesüßt wird Fencheltee auch gegen Blähungen bei kleineren Kindern gebraucht. Erleichternd und blähungstreibend wirkt gleichzeitig ein leichtes, in kreisenden Bewegungen ausgeführtes Reiben auf dem Bauch.

Erwachsene erhalten bei einem Blähungsanfall möglicherweise Leibauflagen mit **Essigwasser**: Ein zwei- oder mehrfach zusammengelegtes Leintuch in der Größe von ca. 40 × 100 cm wird dazu in heißes Essigwasser gelegt. Mit Handschuhen auswringen und das Tuch von unter der Achselhöhle bis etwa zu den Knien auflegen. Darüber ein größeres trokkenes Tuch legen und den Betroffenen in ein dickes Flanell- oder Wolltuch wickeln. Die Leibauflage ist mehrmals, etwa alle 20 Minuten, zu erneuern.

Blasenentzündung

Blasenentzündung entsteht bevorzugt durch Infektionen durch Eitererreger, meist infolge von Erkältungen. Aber auch bestimmte Behandlungen mit Antibiotika können die Ursache einer Blasenentzündung sein, wobei es sich genaugenommen um die Entzündung der Blasenschleimhaut handelt.
Typisch sind Schmerzen beim Wasserlassen, Brennen in der Harnröhre und häufiger Harndrang.
Selbstverständlich soll die genaue Diagnose dem behandelnden Arzt überlassen werden. In Absprache mit diesem und zur Unterstützung der Behandlung hat die Natur- oder Volksheilkunde einige nützliche Rezepturen anzubieten.

Voraussetzung einer möglichst raschen und gründlichen Ausheilung ist peinlichste Hygiene. Das Tragen von warmen Schlüpfern kann ebenfalls nur bestens empfohlen werden, auch wenn sie heutzutage als „Liebestöter" nicht mehr gefragt sind. Tägliches Wechseln dieses Wäschestücks sollte im übrigen selbstverständlich sein. Vom Tragen synthetischer und einengender Unterwäsche ist abzuraten. Naturfasern sind gesünder, sie saugen den Schweiß auf und lassen die Haut atmen.

Zinnkrautsud: 70 g Zinnkraut oder Schachtelhalm in 1 l kaltem Wasser ansetzen und 15 Minuten auf sehr kleiner Flamme zugedeckt kochen lassen. Vom Abguß über den Tag verteilt 4–5 Tassen trinken.

Heidekraut: 25 g davon in ½ l kaltem Wasser ansetzen und zugedeckt 2–3 Minuten leise kochen lassen. Vom Herd genommen noch 10 Minuten ziehen lassen und den Abguß über den Tag verteilt trinken.

Brombeerblättertee: 50 g Brombeerblätter in 1 l kaltem Wasser zum Kochen bringen und noch 2–3 Minuten auf dem Herd lassen. Danach 10 Minuten zugedeckt ziehen lassen und abseihen. Über den Tag verteilt tassenweise trinken.

Kohlblätter sind tatsächlich fast ein Allheilmittel. Auch bei Blasenentzündung wirken sie heilungsfördernd und beschleunigen die Genesung. Einige saubere Kohlblätter (Rot-, Grün- oder dunkle Weißkohlblätter) vom mittleren Strunk befreien und mit einem Nudelholz mürbe rollen. In 2–3 Schichten auf den Unterleib auflegen und mit einem leichten Verband befestigen. Am besten über Nacht auflegen, und die Behandlung täglich wiederholen.

Eine andere hilfreiche Auflage läßt sich mit **Porree** herstellen: Einige saubere Porreestangen klein schneiden und auf kleiner Flamme mit etwas Schweineschmalz weichgaren. Warm, aber nicht mehr heiß, auf den Unterleib auftragen, abdecken und – selbstverständlich im Liegen – etwa ½ Stunde einwirken lassen.

Sitzbäder können ebenfalls empfohlen werden: Dazu setze man sich in einen nicht zu hohen Bottich oder eine kleine Wanne. Das etwa 39 Grad warme Wasser reicht bis in Nierenhöhe. Füße und Beine bleiben bis etwa zur halben Oberschenkelhöhe aus der Wanne. Die Füße des Badenden sollen gut warm sein. Er wird samt Wanne in warme Decken eingehüllt und verbleibt so 15 Minuten. Eventuell noch ein wenig warmes Wasser nachfüllen. Mit einem ganz kurzen kalten Sitzbad (nur kurz in kaltes Wasser tauchen) die Anwendung beenden und danach Bettruhe. Dem Sitzbad kann auch ein Zinnkrautabguß (siehe vorher) beigefügt werden.

Blasenschwäche

Bei Blasenschwäche, unter der häufig Kinder, aber auch ältere Menschen zu leiden haben, bieten sich vor allem nachstehende Anwendungen an:

Heidelbeerblattee: 15 g Heidelbeerblätter (beim Selbersammeln muß dies vor der Fruchtbildung geschehen, später gesammelte Blätter sind unwirksam) in ½ l kaltem Wasser ansetzen und 5 Minuten zugedeckt auf kleiner Flamme kochen. Vom Herd nehmen und 10 Minuten ziehen lassen. Über den Tag verteilt trinken, je 1 Tasse morgens, mittags und am späten Nachmittag, nicht mehr nach 17 Uhr.

Zinnkrautsud: 30 g getrocknetes und eventuell geschnittenes Zinnkraut in ½ l kaltem Wasser zum Kochen bringen und zugedeckt auf kleiner Flamme 15 Minuten weiterkochen lassen. Man trinke 3 Tassen täglich, die letzte am späten Nachmittag vor 17 Uhr.

Buchweizen-Brennessel-Pfannkuchen: 2 EL Brennesselsamen mit 80 g Buchweizenmehl (gibt es heute im Reformhaus) vermischen und mit Wasser zu einem flüssigen Teig verrühren. In heißem Schweineschmalz davon Pfannkuchen backen. Mit Honig bestrichen zum Abendbrot essen.

Während einer gezielten kurweisen Behandlung kann man den Blasenschwachen auf einer Unterlage schlafen lassen, die mit getrocknetem **Wurmfarn** gefüllt ist. Dafür verwendet werden nur die Wedel, nicht die Wurzelteile.

Blutarmut

Erwachsenen, die früher unter Blutarmut litten, wurde eines der folgenden Rezepte verabreicht. Nach größeren Blutverlusten und allgemeiner Schwäche können sie auch heute noch gut zur Unterstützung der ärztlichen Behandlung beitragen.

Enzianwein: 25–30 g getrocknete und zerkleinerte Enzianwurzel in 0,7 l trockenem Weißwein ansetzen und 10–12 Tage in einer Flasche verschlossen ziehen lassen. Abseihen und fein durch einen Papierfilter gießen. Kühl und dunkel aufbewahren. 1 Portweinglas davon vor den beiden Hauptmahlzeiten trinken.

Walnußblätterwein: 50–60 g frische gewaschene Walnußblätter in 0,7 l trockenem Weißwein 8–12 Tage ziehen lassen. Fein abseihen. 1 Portweinglas davon vor dem Mittag- und Abendessen.

Hopfenauszug: 10 g Hopfendolden abends in ½ l kaltem Wasser ansetzen und in einem Steingutgefäß abgedeckt über Nacht ziehen lassen. Abseihen und vor jeder Hauptmahlzeit 1 Tasse davon trinken.

Besonders hilfreich und auch für blutarme Kinder geeignet ist der Tee der **Walderdbeere**. Junge, zur Blütezeit gesammelte Blätter sind zu bevorzugen. Für eine Tasse Tee nimmt man 1 TL getrocknete Blätter. Im Wasser aufkochen und 5 Minuten ziehen lassen. Von dem so zubereiteten Abguß trinke man 3 Tassen täglich vor den Mahlzeiten.

Blassen, blutarmen Kindern und Erwachsenen hilft auch während der Rekonvaleszenz folgendes Hausrezept wieder auf die Beine: 1 rohes **Eidotter** mit 1 TL flüssigem Honig kräftig verquirlen und 1 Glas warme Milch darunterrühren, die möglichst noch mit etwas natürlicher Vanille gewürzt sein sollte.

Bierhefe ist, wie heute bekannt, ungeheuer reich an lebenswichtigen Wirkstoffen, so Phosphor, Kalium, Magnesium und Eisen sowie noch anderen Mineralstoffen. Daneben enthält Bierhefe eine ganze Reihe an Vitaminen, auch solche, die die Blutbildung fördern bzw. für die Bil-

dung roter Blutkörperchen nun einmal unerläßlich sind. Geschätzt wird Bierhefe schon seit langer Zeit bei Blutarmut und allgemeiner Schwäche.
Früher gebrauchte man die frische Bierhefe. Kinder erhielten davon 3–4 TL pro Tag, Erwachsene 3 EL täglich.
Bei Bierhefe in Pulverform, erhältlich auch in entbitterter Form, nehme man wenigstens 10 g täglich, in 1 Glas Milch oder 1 Becher Joghurt gerührt.

Gut blutbildend, aufbauend und nervenstärkend wirken **Rote Bete**. Gleichzeitig verbessern sie die körperlichen Abwehrkräfte: Regelmäßig und reichlich Rote Bete als Salat, aber möglichst ohne Essig zubereitet, oder noch besser als Saft. Während vier Wochen täglich 1 Glas frischgepreßter Saft vor dem Mittag- und Abendessen, hergestellt mit einem elektrischen Entsafter aus rohen Rote Beten.

Besonders angeraten wird seit jeher auch der Verzehr von **Mandeln** und **Nüssen**. Der Grund ist uns inzwischen ebenfalls bekannt, weshalb dieses Trockenobst blutbildende Kraftnahrung ist: Mandeln und vor allem Hasel- aber auch Walnüsse sind reich an Eisen und anderen wertvollen Wirkstoffen, wie sie zur Behandlung von Blutarmut höchst nützlich sind.

Bluterguß

Leichtere Blutergüsse, wie man sie sich häufig durch Stöße oder Anschlagen zuzieht, lassen sich einfach lindern und behandeln.

Arnikatinktur, die in keiner Hausapotheke fehlen darf, eignet sich am allerbesten dazu. Die Tinktur wird verdünnt 1:5 mit Wasser und für Umschläge verwendet. Man kann sich aber für Kompressen auch einen Abguß mit Arnikablüten zubereiten: 2 EL davon mit 2 Tassen kaltem Wasser ansetzen, aufkochen, 10 Minuten ziehen lassen und abseihen.

Ein ebenfalls recht gutes Mittel zum Einreiben der blauen Flecken und geeignet für die Hausapotheke ist folgende selbstgemachte **„Tinktur“**

mit Salbei und Ysop: Je 20 g davon zusammen in ¼ l starken Rum oder Korn ansetzen und 10–14 Tage bei Zimmertemperatur in einer Flasche ziehen lassen. Abgießen, die Blätter ausdrücken und durch einen Papierfilter gießen. Verschlossen aufbewahren.

Schmerzende Blutergüsse lindert man ebenfalls durch Auflagen von zerquetschten **Sellerieblättern** oder **Spitzwegerichblättern** oder **Klettenblättern**, die vor der Anwendung mit kochendem Wasser überbrüht werden.

Schließlich eignen sich zur raschen Behandlung noch Kompressen mit einem Abguß von **Schlüsselblumenwurzeln**: 40 g davon in ¼ l Wasser zugedeckt 15 Minuten leise kochen lassen und abseihen.

Bluthochdruck

Früher eine relativ seltene Erscheinung, ist Bluthochdruck in den letzten Jahrzehnten zu einer richtigen Volkskrankheit geworden.
Schuld daran ist zweifellos die moderne und vor allem übermäßige Ernährungsweise, noch unterstützt durch die hektische Lebensart. Denn auch Streß, übrigens ein Begriff, der zu Großmutters Zeiten unbekannt war, kann auf Dauer allein schon zu Bluthochdruck führen und schließlich Herz- und Gefäßkrankheiten verursachen.
Bluthochdruck gehört unter ärztliche Kontrolle. Die Einnahme von Mitteln, egal welcher Art, muß mit dem Arzt abgesprochen werden.
Gefäßerweiternd (vasodiletatorisch) wirken folgende Zubereitungen.

Knoblauch-„Tinktur“: In einer Flasche 50 g frische geschälte Knoblauchzehen zusammen mit 100 ml starkem Klaren (ca. 42 Vol.) ansetzen und verschlossen 2 Wochen ziehen lassen. Danach die Knoblauchzehen durchpressen, den Brei davon in einen Papier-Kaffeefilter geben und den Alkohol darüber abseihen. Die Flüssigkeit wieder in einer kleinen Flasche verschließen. Davon nehme man je 25 Tropfen vor dem Mittag- und Abendessen.

Weißdorn-„Tinktur“ wirkt ebenfalls vasodiletatorisch und verbessert den Kreislauf. 10 g Blüten in 100 ml Klaren (ca. 45 Vol.) 2 Wochen lang ziehen lassen. Abseihen, die Blüten auspressen und die Flüssigkeit nochmals durch einen Kaffeefilter abfiltrieren. In einer kleinen Flasche verschlossen aufbewahren. Davon nehme man je 20–40 Tröpfchen vor dem Mittag- und Abendessen, eventuell nochmals 20–40 vor dem Schlafengehen.

Auch **Mistelwein** wirkt durch Gefäßerweiterung blutdrucksenkend. 30 g Mistel in 0,7 l trockenem Weißwein ca. 10 Tage ziehen lassen. Abseihen und durchfiltrieren. 1–2 Schnapsgläschen täglich. Bei Mistel besteht in Überdosierung Vergiftungsgefahr. Es wird angeraten, Mistelpräparate oder -Zubereitungen nur nach Absprache mit dem Arzt zu gebrauchen!

Brennesseltee: 50 g frische kleine Brennesselblätter in 1 l kaltem Wasser ansetzen, langsam erhitzen und 3–5 Minuten auf kleiner Flamme leise kochen lassen. 15 Minuten ziehen lassen und abseihen. Über den Tag verteilt tassenweise trinken.

Petersilienmarmelade: 500 g Petersilie in etwa 2 l kaltes Wasser geben und 1½ bis 2 Stunden auf kleiner Flamme leise kochen lassen (kein Aluminiumgeschirr verwenden). Danach abseihen und auspressen. Den so gewonnenen Saft abmessen und mit derselben Menge Honig verrühren. Auf kleiner Flamme zu Gelee einkochen. In Gläser umfüllen und wie Marmelade aufbewahren. 3–4 EL täglich davon einnehmen.

Wenn bei Bluthochdruck ein vermehrtes Volumen der im Körper vorhandenen Blutmenge (Plethora) eine Rolle spielt, können besonders folgende Rezepturen hilfreich sein.

Essen Sie während der Saison täglich bis zu 500 g frische **Erdbeeren**. Etwa ⅓ bereits morgens auf nüchternem Magen, den Rest als Vorspeise zum Mittag- und Abendessen verzehren.

Als blutdrucksenkender Tee kommt **Erdrauch** in Frage. 25 g Erdrauchkraut mit ½ l kochendem Wasser überbrühen, 15 Minuten ziehen lassen und abseihen. Davon trinke man 1 Tasse vor jeder Hauptmahlzeit.

Einen sehr guten **Medizinaltee** gegen Bluthochdruck bereitet man aus folgenden Heilpflanzen: 15 g Weißdornblüten, 15 g Mistel, 10 g Salbei, 10 g Besenginster. Diese Mischung in 1 l kaltem Wasser ansetzen, auf sehr kleiner Flamme 3 Minuten köcheln lassen. 15 Minuten ziehen lassen und abseihen. Über den Tag verteilt tassenweise trinken. Aufgrund der Mistel sowie des Besenginsters (in höheren Dosen gefährlich!) ist dieser Tee nur nach ärztlicher Diagnose und Erlaubnis anzuwenden!

Lindenblütentee ist ein mildes Mittel, das meist in Fällen ausreicht, um einen manchmal durch Streß ansteigenden Bluthochdruck besser in Schach zu halten. 15 g Lindenblüten mit ½ l kochendem Wasser überbrühen. Abseihen und über den Tag verteilt tassenweise trinken.

Bluthochdruckkranken darf grundsätzlich der bevorzugte oder reichliche Verzehr von **Roggen** in Form von nicht konservierten Roggen-Vollkornprodukten empfohlen werden. Dieses Getreide wirkt ebenfalls blutdrucksenkend. Eine gute Möglichkeit von der Wirksamkeit dieses Getreides zu profitieren ist der tägliche Verzehr folgenden Roggenbreis: 2–3 EL Speiseroggenkörner (Reformhaus) abends in einer Kaffeemühle mahlen (nicht zu grob, nicht zu fein). 2–3 EL Brunnenwasser (einfaches kohlensäurefreies Mineralwasser kann ebenfalls verwendet werden) darunterrühren und in einem zugedeckten Teller über Nacht stehen lassen. Diese Prozedur macht das sonst roh nicht bekömmliche Getreide verdaulich. Am Morgen kann unter den Brei Joghurt oder ein frischgerieber Apfel gemischt werden. Vor oder zum Frühstück essen.

Gold gegen Bluthochdruck: Täglich die Herzgegend mit einem Gegenstand oder einer Münze aus echtem Gold einreiben.

Blutunterdruck

Ein zu niedriger Blutdruck ist keine Krankheit. Im Gegenteil, ein niedriger Blutdruck ist eine gute Voraussetzung, um möglichst alt zu werden. Man sollte deshalb auch nichts dagegen unternehmen, sondern nur dann mit blutdruckregulierenden Mitteln eingreifen, wenn man, wie es zeitweise vorkommen kann, unter dem Blutunterdruck durch Müdigkeit, Schwindelgefühle oder Schlappheit zu leiden hat.

Oft genügt morgens oder mittags vor dem Essen eine Tasse kräftig gesalzene **Hühner-** oder **Fleischbrühe**, um wieder besser in Schwung zu kommen.

Ein roher **Gerstenbrei** wirkt blutdruckregulierend bei zu niedrigem Blutdruck. Man nehme 2–3 EL Speisegerstenkörner (Reformhaus), mahle diese in einer Kaffeemühle und rühre sie mit 2–3 EL Brunnen- oder kohlensäurefreiem Mineralwasser an. Mindestens 6–8 Stunden zugedeckt in einem Teller stehen lassen. Entweder morgens oder abends mit frischem Obst vermischt essen.

Blutreinigung

Im Frühling und insbesondere bei Hautleiden und ungenügender Darmfunktion empfehlen sich regelmäßige Blutreinigungskuren von jeweils 3–4wöchiger Dauer mit folgenden Heilpflanzen.

Holunderblätter: 5 frische Holunderblätter in 1 großen Tasse voll kaltem Wasser ansetzen, zum Kochen bringen und sofort vom Herd nehmen. 10 Minuten ziehen lassen und abseihen. Vor dem Frühstück trinken. Wie in der Rinde, so sind auch in den Blättern des Holunders giftige Blausäureabkömmlinge enthalten. Vor Überdosierung ist daher zu warnen.

Brennesselwurzel: 40 g gut gereinigte und zerkleinerte Brennesselwurzeln in 1 l kaltem Wasser langsam zum Kochen bringen und zugedeckt auf sehr kleiner Flamme weiterköcheln lassen. Vom Herd genommen noch 10 Minuten ziehen lassen und abseihen. ½ l davon tassenweise über den Tag verteilt trinken.

Löwenzahntee: 1 geh. TL Löwenzahnkraut mit 1 Tasse kochendem Wasser überbrühen und zugedeckt 10 Minuten ziehen lassen. Abseihen. 2–3 Tassen täglich, eine davon auf nüchternen Magen.

Gut geeignet für Blutreinigungskuren sind ebenfalls Zinnkraut, Stiefmütterchen, sowie Gänseblümchen.
Von **Stiefmütterchen** und **Gänseblümchen** wird pro Tasse Wasser 1 geh. TL gerechnet. Übergießen mit kochendem Wasser, kurz ziehen lassen, abseihen. 2–3 Tassen täglich.

Vom **Zinnkraut** überbrühe man 2 TL feingehacktes, getrocknetes Kraut mit 1 Tasse Wasser. Kurz ziehen lassen, abseihen. 2 Tassen täglich.

Für 500 g **Teemischung:** 150 g Löwenzahn (Kraut und Wurzel), 50 g Zinnkraut, 50 g Quendel oder Thymian, 50 g Stiefmütterchen, 50 g Schlüsselblume, 50 g Nußbaumblätter, 100 g Brennessel. 1 geh. TL der Mischung mit 1 Tasse siedendem Wasser überbrühen und zugedeckt 10 Minuten ziehen lassen. Abseihen und eventuell mit Honig gesüßt trinken. Die Anwendung erfolgt bevorzugt kurweise, sofern nicht anders angegeben. Getrunken werden täglich 2–3 Tassen zwischen oder vor den Mahlzeiten.

Bronchialkatarrh

Bronchialkatarrh ist häufig eine Begleiterscheinung von Erkältungen oder grippalen Infekten, kann aber auch infolge von trockener Luft und Rauch auftreten. Schleimlösend und hustenlindernd wirken folgende Mittel.

Blaukrautsirup: Einen Rotkohl in Blätter zerlegen, in grobe Streifen schneiden und auspressen, was am einfachsten mit Hilfe eines elektrischen Extraktors geschieht. Pro Viertelliter so gewonnenem Preßsaft fügen Sie ⅛ l Honig zu und lassen das Ganze auf kleiner Flamme zu einer sirupartigen Masse einkochen. In einem Glas oder Steingutgefäß aufbewahren. Vor jeder Mahlzeit 1 EL Sirup in einer Tasse lauwarmem Wasser auflösen und schluckweise trinken.

Mohnaufguß wirkt vor allem hustenberuhigend. 1 Prise getrocknete Akker-Mohnblüten mit 1 Tasse gekochtem Wasser überbrühen und 5 Minuten zugedeckt ziehen lassen, dann abseihen. 3 Tassen täglich.

Holunderblütentee: 15 g getrocknete Holunderblüten mit ½ l kochendem Wasser überbrühen, 10 Minuten ziehen lassen und abseihen. Über den Tag verteilt tassenweise und mit Honig gesüßt trinken.

Bronchitis

Bronchitis tritt meist infolge grippaler Infekte auf. Die chronische Bronchitis entwickelt sich aus chronischen Bronchialkatarrhen, häufiger noch aber infolge ständiger Reizung der Bronchialschleimhaut durch Rauch oder Staub.

Gut schleimlösend wirkt **Porreesirup**. Dafür werden 2–3 Porreestangen nach dem Säubern in dünne Ringe geschnitten und in wenig Wasser rasch weichgekocht. Danach püriert man sie oder preßt sie durch einen Seiher, rührt 1–3 EL Honig darunter und läßt das Ganze etwas einkochen. In ein Glas oder verschließbares Steingutgefäß füllen, 1 EL voll davon bei Bedarf bzw. bei Hustenanfällen einnehmen.

Reizlindernd, beruhigend und schleimlösend wirkt folgendes **Alantelixier**, das sich auf Vorrat herstellen läßt. Dafür setzt man 40 g zerkleinerte Alantwurzel zusammen mit 2 Gläschen Doppelkorn in 0,7 l trockenem Weißwein in einer gut verschließbaren Flasche an. Zwei Wochen lang an einem dunklen, nicht zu warmen Platz ziehen lassen. Danach durch einen Kaffeefilter seihen und wieder in eine saubere Flasche füllen. Dunkel und kühl aufbewahren. Davon nimmt man täglich 3 Schnapsgläschen vor den Mahlzeiten ein.

Gundelrebensirup hat sich sowohl bei Bronchitis wie bei leichterem Bronchialasthma bewährt. 40 g getrocknetes Kraut in 1 l kaltem Wasser ansetzen und auf kleiner Flamme zum Kochen bringen. Vom Feuer nehmen und zugedeckt 15 Minuten ziehen lassen. Fein abseihen und mit derselben Menge Honig verrühren. Auf kleiner Flamme zu einer sirupartigen Masse einkochen lassen. In ein Steingut oder verschließbares Glas umfüllen. 3–4 EL täglich und außerdem etwas Sirup bei Hustenfällen einnehmen.

Erleichternd bei chronischer Bronchitis wirkt **Pappelwein**. Hierfür setze man 70 g frische Pappelkätzchen, die man zuvor ein wenig gerebelt hat, in einer Flasche süßem Dessertwein, beispielsweise Samos, an. Eine gute Woche ziehen lassen. Abseihen und die Kätzchen ausdrücken. Eventuell nochmals durch einen Kaffeefilter gießen und in der Flasche kühl aufbewahren. Davon trinke man vor dem Mittag- und Abendessen jeweils 1 bis 1½ Schnapsgläschen.

Wer Tee bevorzugt, der bereite sich folgenden **7-Kräuteraufguß**. Dafür benötigen Sie 10 g Alantwurzel, 10 g Malve, Blatt und Blüte, 10 g Spitzwegerich, 10 g Quendel oder Thymian, 5 g Schlüsselblume, möglichst Blüten und Wurzel, 5 g Veilchen, 5 g Ysop, bevorzugt nur die Blüten. Die Kräuter in 1 l kaltem Wasser ansetzen, aufkochen lassen. 15 Minuten zugedeckt ziehen lassen und abseihen. Gut warm tassenweise über den Tag verteilt mit Honig gesüßt trinken.

Speziell für Kinder bereite man folgenden lindernden und erleichternden Aufguß mit **Malve, Spitzwegerich, Fenchel** und **Thymian** oder **Quendel**.
Pro Liter Wasser nehme man jeweils 10 g. Zubereitung und Anwendung erfolgt wie beim 7-Kräuteraufguß.

Regelmäßige Kopfdampfbäder unterstützen sehr gut die Behandlung von Bronchitis. In einem nicht zu großen Topf 1–1½ l Wasser mit etwa 1 EL **Quendel** oder **Rosmarin** kräftig aufkochen lassen und nach einigem Abkühlen für ein 5–7minütiges Kopfdampfbad benützen. 2–3mal täglich wiederholen.

Eine vor allem schleimlösende und erleichternde Spezialität bei Bronchitis wie bei Husten ist der **Schneckensirup**. Früher wurde er eigenhändig hergestellt. Dazu sammelte man in aller Morgenfrühe 2–3 Dutzend rote Waldschnecken. Diese wurden zu Hause auf einem Stück Windelstoff, der über einem Steingutgefäß aufgespannt war, ausgebreitet und mit Salz bestreut. Das Sekret, das die Schnecken dabei abgeben, wurde mit hausgemachter Marmelade vermischt und teelöffelweise eingenommen. Heute wird verständlicherweise vielfach der bereits fertige Schneckensirup bevorzugt. Es gibt ihn in den Apotheken und Reformhäusern.

Stark ableitend in akuten Fällen von Bronchitis wirkt ein **Senfmehlumschlag**. Ein Stück leichten Stoff (Leinen oder noch besser Windelstoff von der Größe ca. 35 cm × 35 cm) in lauwarmes Wasser tauchen und gut auswringen. Ausbreiten und auf einer Seite tüchtig mit Senfmehl bestreuen, wie man es in der Veterinärmedizin gebraucht. Mit der bestreuten Seite auf die Brust des zu Behandelnden legen und fünf Minuten darauf lassen. Diese Behandlung erfolgt nach Absprache mit dem Arzt einmal täglich, stets abwechselnd einmal auf der Brust, einmal auf dem Rücken. Bei Fieber können die Umschläge zweimal täglich angebracht werden, ebenfalls abwechselnd auf der Brust und auf dem Rücken.

Ein sehr, sehr altes und bestens bewährtes Rezept auch gegen chronische Bronchitis ist die **Königskerzenmilch**: 50 g frische Blüten oder 20 g getrocknete Blüten von der Königskerze mit ¼ l kochender Milch übergießen und 10 Minuten zugedeckt ziehen lassen. Anschließend durch ein feines Sieb passieren und tassenweise über den Tag verteilt trinken.

Darmentzündungen

Dickdarmentzündung (Colitis) hat nicht selten seelische Ursache (Probleme schlagen auf den Darm genauso wie auf den Magen) und wird dann oft chronisch. Akute Fälle können aber auch durch Infektionen entstehen. Jedenfalls ist ärztliche Kontrolle notwendig. Zeichen der Dickdarmentzündung sind Störungen der Darmentleerung. Es kann sowohl zu Verstopfung wie auch Durchfall dabei kommen, manchmal abwechselnd. Im Stuhl können Schleim oder auch Blut enthalten sein. In den allermeisten Fällen treten auch Darmkrämpfe auf. Tierische Fette, zuviel Fleisch, Geräuchertes und Hülsenfrüchte sind zu meiden, ebenso zu faserreiche Kost. Eine entsprechende Diät läßt sich durch Kräutertees unterstützen.

Steinkleeaufguß: 1 geh. TL Steinklee mit 1 Tasse kochendem Wasser überbrühen, zugedeckt 10 Minuten ziehen lassen und abseihen. 1 Tasse nach dem Essen trinken.

Kamillentee: 1 EL Blütenköpfe (ca. 12 Stück) mit 1 Tasse kochendem Wasser überbrühen und 5 Minuten zugedeckt stehen lassen, dann abseihen. Kamillentee ist stets vor dem Essen zu trinken, nach einer Mahlzeit kann er Magenschmerzen verursachen.

Bohnenkrautaufguß: 1 TL Bohnenkraut mit 1 Tasse kochendem Wasser überbrühen, 5 Minuten ziehen lassen und abseihen. 3–4 Tassen täglich, jeweils eine vor dem Essen.

Sauerdickmilch: 5–10 EL davon sofort nach jeder Mahlzeit löffeln.

Dünndarmentzündung (Enteritis) wird in den meisten Fällen durch Infektionen, aber ebenso durch Ernährungsfehler verursacht. Sie äußert sich hauptsächlich in Durchfall und Bauchschmerzen, mitunter auch Übelkeit, Erbrechen und Fieber. Im Zweifelsfall sowie bei andauernder Entzündung des Dünndarms ist der Arzt zu konsultieren. Abgesehen davon haben sich folgende Behandlungsmöglichkeiten als am wirksamsten erwiesen.

Apfeldiät: Je nach Schwere des Durchfalls 1–3 Tage lang durchzuführen. Dabei täglich ½ bis 1 kg Äpfel über den Tag verteilt in kleineren Portionen essen. Die Äpfel müssen stets geschält und frisch gerieben werden.

Heidelbeerentrank: 60 g getrocknete Heidelbeeren mit 1 l kaltem Wasser ansetzen und 5 Minuten zugedeckt kochen sowie 10 Minuten ziehen lassen. Die Beeren auspressen und die Flüssigkeit fein abseihen. Über den Tag verteilt trinken.
Auch frische Heidelbeeren oder frischgepreßter Heidelbeersaft in kleinen Portionen über den Tag verteilt sind hilfreich, weil sie der Entzündung entgegenwirken und schädliche Bakterien im Darm abtöten.

Eibischabguß: 20 g Eibisch in ½ l kaltem Wasser zum Kochen bringen, vom Herd nehmen und 10 Minuten zugedeckt ziehen lassen. Den Abguß über den Tag verteilt tassenweise trinken.

Goldrutenabguß: 30 g zerkleinertes blühendes Kraut in ½ l kaltem Wasser ansetzen und kurz aufkochen lassen. Vom Herd nehmen, 10 Minuten ziehen lassen und abseihen. Vom Abguß 2 Tassen täglich trinken.

Heilerdepflaster sind ratsam zur äußerlichen Behandlung der Dünndarmentzündung: 1–2 Handvoll Heilerde mit kaltem Wasser anrühren. Gut fingerdick in der Größe von ca. 15 × 20 cm auf ein doppelt so großes Stück Mull streichen. Einschlagen und die so verpackte Heilerde auf den Unterbauch legen. Mit einem Stück Leinen abdecken und – selbstverständlich im ruhigen Liegen – 1–2 Stunden einwirken lassen.

Schmerzlindernd wirkt besonders ein **Heublumensack**, aber auch eine **Dampfkompresse**. Beide werden unter dem Stichwort „Gallenkolik" ausführlich beschrieben.

Kindern und Kleinkindern kann man im Fall einer Dünndarmentzündung **Gerstenabkochungen** verabreichen. 10–15 g Gerste (Speisegerstenkörner aus dem Reformhaus) in ½ l kaltem Wasser ansetzen und 10 Minuten zugedeckt auf kleinster Flamme köcheln lassen. Vom Herd nehmen und noch 15 Minuten ziehen lassen, dann abseihen. In Portionen von jeweils 2–3 EL über den Tag verteilt verabreichen.

Je nach Schweregrad des Durchfalls empfiehlt sich eine 1–2tägige **Karottendiät**: 500 g geschabte Karotten etwas kleinschneiden und in sehr wenig Wasser zugedeckt rasch weichkochen. Durch ein Sieb passieren. In kleinen Portionen über den Tag verteilt verabreichen, wobei der Karottenbrei jeweils mit etwas Milch oder fettarmer Bouillon zu verdünnen ist.

Darmträgheit

Bei der noch ballaststoffreichen Kost und viel Bewegung im Haus, im Garten und auf dem Feld waren Darmträgheit und Verstopfung auf dem Lande und zu früheren Zeiten nicht annähernd so häufig wie heutzutage.

Wer aber trotzdem einmal nicht konnte, wie er sollte, dem war guter Rat nicht teuer. Eines der folgenden Mittel hilft auch heute noch, ohne daß Nebenwirkungen zu befürchten sind.

Geröstete Haferflocken: 2–3 TL davon mit einer großen Tasse kochendem Wasser überbrühen, über Nacht zugedeckt stehen lassen und morgens gleich nach dem Aufstehen auf nüchternem Magen einlöffeln. Etwas **Milchzucker** dazugerührt verstärkt noch die Wirkung.

Kopfsalataufguß: 1 gute Handvoll saubere und etwas zerschnittene Kopfsalatblätter in ½ l kaltem Wasser ansetzen und ca. 10 Minuten kochen lassen. Abgießen. Den Salat vor der nächsten Hauptmahlzeit essen, den Abguß tassenweise zwischen den Mahlzeiten trinken.

Flohsamen wurden früher oft selbst gesammelt; am einfachsten ist es heute, sie in der Apotheke oder in einem Kräuterladen zu besorgen. 1 EL davon wird zusammen mit reichlich Wasser (etwa 1 Glas) während der Mahlzeit eingenommen. In Verbindung mit Flüssigkeit quellen die Samen stark auf. Die unverdaulichen Samen füllen so den Dickdarm, wodurch er besser zur Tätigkeit angeregt wird.

Trockenpflaumen: 5–6 Trockenpflaumen über Nacht in einem tiefen Teller oder einer kleinen Schale in soviel Wasser einweichen, daß sie bedeckt sind. Am Morgen auf nüchternem Magen die Pflaumen essen und den Saft nachtrinken.

Depressionen

Depressive Verstimmungen können infolge einschneidender negativer Umstände oder Einflüsse auftreten. In diesem Fall erreicht man mit bestimmten Kräuterzubereitungen relativ rasch eine Stimmungsaufhellung. Manchmal kann die Ursache allerdings, wie man inzwischen weiß, in Störungen des Hormonhaushaltes oder des Stoffwechsels liegen, was von einem Arzt abzuklären und zu behandeln ist.

Sehr gut behandeln lassen sich Depressionen mit **Johanniskraut** (Hartheu): 1 gestr. EL der Blüten mit 1 Tasse kochendem Wasser überbrühen und kurz zugedeckt ziehen lassen sowie abseihen. Ohne Absprache mit dem Arzt sollten täglich nicht mehr als 1–2 Tassen getrunken werden; eine davon am frühen Morgen, eine weitere gegebenenfalls am späten Nachmittag.

Baldrian schützt besser vor depressiven Auswirkungen äußerer Einflüsse. Es empfiehlt sich, Baldrian mit Basilikum zu kombinieren: 1 TL Baldrianwurzel und 1 TL Basilikum mit 1 großen Tasse Wasser aufkochen und zugedeckt 10 Minuten ziehen lassen, dann abseihen. 1 Tasse zwischen den Mahlzeiten.

Gut sind auch **Lindenblüten** und **Melisse**: Je 1 gestr. TL davon mit 1 Tasse kochendem Wasser übergießen und 10 Minuten ziehen lassen, abseihen. Nach jeder Mahlzeit 1 Tasse.

Ebenfalls empfehlenswert sind **Mistel** und **Weißdorn**: 1 TL Weißdornblüten und 1 gestr. TL Mistel mit 1 Tasse kochendem Wasser überbrühen und 5 Minuten zugedeckt ziehen lassen sowie abseihen. Nicht mehr als 2 Tassen täglich zwischen den Mahlzeiten.

Auch **Eisenkraut** und **Majoran** sind hilfreich: Je 1 TL davon mit 1 Tasse siedendem Wasser überbrühen und zugedeckt 10 Minuten ziehen lassen und abseihen. 1 Tasse nach jeder Mahlzeit.
Alle Tees werden bevorzugt mit Honig gesüßt.

Desinfektion

In Zeiten von Epidemien oder im Umgang mit Kranken, deren Krankheit ansteckend sein kann, wie beispielsweise Grippe, kaue man **Wacholderbeeren** zum besseren Schutz.

Für desinfizierende Handwäschen oder Abreibungen stellte man früher eine Reihe von **Kräuteressigen** her. Hier einer davon: In 2 l guten weißen Essig (Weinessig) werden folgende Ingredienzen angesetzt: 30 g Rosmarin, 30 g Quendel oder Thymian, 30 g Salbei, 30 g Minze, 30 g Wermut, 1 TL Gewürznelken, 2 Knoblauchzehen, 1 kleine Zimtstange. 8–10 Tage lang ziehen lassen. Dann abseihen, die Kräuter gut auspressen und den Essig nochmals durch einen Papierfilter gießen, 30 g Essigsäure (Apotheke) dazufügen und in einer Flasche aufbewahren.

Zur Desinfektion der Luft in Krankenzimmern oder zum besseren Schutz vor Krankheitserregern wurde ein Topf mit Wasser auf den Herd gesetzt, in dem man 1 Handvoll **Wacholderbeeren** oder **Katzengamander** ständig leise kochen ließ. Auch der Kräuteressig eignet sich dafür.

Drüsenentzündung

Bei Drüsenentzündung oder Adenitis sind vor allem Salbei und Katzengamander hilfreich.

Salbeitee: 1 EL davon mit 1 Tasse siedendem Wasser überbrühen und zugedeckt 10 Minuten ziehen lassen. Abseihen und schluckweise trinken. 3 Tassen täglich.

Katzengamanderaufguß: 1 EL Kraut mit 1 Tasse kochendem Wasser übergießen, 10 Minuten ziehen lassen und abseihen. Man trinke 3 Tassen täglich zwischen den Mahlzeiten.

Zur eventuellen äußerlichen Behandlung eignen sich **Kohlauflagen**: Die vom Mittelstrunk befreiten sauberen, möglichst dunkel gefärbten Blätter in 2 Lagen auf die entsprechende Stelle legen. Wenn nötig, vorher noch etwas mit einem Nudelholz bearbeiten, damit die Blätter weicher sind. Mindestens 2 Stunden aufliegen lassen oder auch während der Nacht.

Durchblutungsstörungen

Zur Verbesserung von Durchblutungs- oder Kreislaufstörungen bieten sich sowohl Kräuterteezubereitungen als auch Wasseranwendungen an.

Labkrautaufguß: 1 TL davon mit 1 Tasse Wasser überbrühen und zugedeckt kurz ziehen lassen, abseihen. Nicht mehr als 2 Tassen täglich.

Schafgarbenabguß: 20 g blühendes, getrocknetes Kraut in ½ l kaltem Wasser ansetzen und zum Kochen bringen. Vom Herd nehmen, 10 Minuten ziehen lassen und abseihen. Zwischen den Mahlzeiten tassenweise trinken.

Löwenzahnwurzelschnaps: Einige im Herbst gegrabene, frische Löwenzahnwurzeln gründlich unter fließendem Wasser abbürsten und am besten in einem elektrischen Entsafter pressen. 100 ml Saft sofort mit 1 Flasche gutem Korn (0,7 l) vermischen und in eine verschließbare Flasche füllen. 1 Schnapsgläschen davon täglich vor einer der Hauptmahlzeiten.

Heidelbeerschnaps: 100 g frische, abgespülte Heidelbeeren in 0,7 l gutem Korn ansetzen und bei Zimmertemperatur gut verschlossen 2 Wochen ziehen lassen. Abseihen, die Heidelbeeren auspressen und die gesamte Flüssigkeit nochmals durch einen Papierfilter in eine saubere Flasche filtrieren. 1 Schnapsgläschen täglich vor einer der Hauptmahlzeiten.

Kreislaufanregende Teilbäder lassen sich gut mit **Weinrebenblättern** zubereiten: 2 Handvoll Weinblätter in 2 l kaltem Wasser ansetzen, zum Kochen bringen und zugedeckt 10–15 Minuten auf sehr kleiner Flamme weiterkochen lassen. Den Sud davon (eventuell auch mit Wasser verdünnt) für Fuß- oder Armbäder benutzen.
Die Anwendung sollte jedesmal nicht länger als 5–10 Minuten dauern und wird bevorzugt bei Durchblutungsstörungen in den unteren Gliedmaßen empfohlen.

Durchfall

Durchfall oder Diarrhoe kann die verschiedensten Ursachen haben. Hält das Übel länger als zwei Tage an, kann das einen lebensgefährlichen Flüssigkeits- und Mineralstoffverlust bedeuten. Man hat sich dringlichst in ärztliche Behandlung zu begeben.
Bei Durchfällen ohne besondere Beeinträchtigung des allgemeinen Befindens, wie er beispielsweise nach dem Genuß von zu kalten Getränken oder nicht einwandfreier Nahrung auftreten kann, oder sonst in Fällen, die eindeutig harmlos sind, stehen folgende Hausmittel zur Verfügung.

Brombeerblätter: 1 EL getrocknete Blätter mit 1 Tasse kochendem Wasser überbrühen und zugedeckt ziehen lassen. Abseihen und schluckweise trinken. Es können über den Tag verteilt mehrere Tassen getrunken werden.

Gewürznelken: 2–4 Nelken mit 1 Tasse Wasser überbrühen, 10 Minuten ziehen lassen, abseihen und trinken.

Zimt: ½ TL zerkleinerte Zimtstange mit 1 Tasse kochendem Wasser übergießen, 10 Minuten zugedeckt stehen lassen und abseihen. Frisch trinken.

Anis: 30 g gestoßene Anissamen in 0,7 l gutem Klaren 2 Wochen ziehen lassen. Durch einen Papierfilter seihen und wieder in die saubere Flasche füllen. 1–2 EL bei Bedarf. Diese Rezeptur läßt sich für Notfälle vorbereiten, ist aber ausschließlich für Erwachsene gedacht.

Salbei: 1 TL Salbeiblätter mit 1 Tasse kochendem Wasser überbrühen, zugedeckt 10 Minuten ziehen lassen und abseihen. Sofort trinken.

Wacholderbeeren: 1 TL davon mit 1 Tasse kaltem Wasser ansetzen, zum Kochen bringen und 5 Minuten zugedeckt auf kleiner Flamme kochen, sowie 10 Minuten ziehen lassen und abseihen.

Zwiebelschalen: 1 Handvoll davon in ½ l kaltem Wasser aufkochen und 10 Minuten ziehen lassen. Auf 2 bis 3 Portionen verteilt austrinken.

Eiweißharnen

Eiweiß im Harn (Albuminurie) tritt bei Stauungsniere durch ungenügende Herzfunktion, aber auch bei Krankheiten des Nierengewebes auf, die grundsätzlich ärztlich versorgt werden müssen. Abgesehen davon haben sich bei Eiweißharnen einige Arzneitees bewährt, deren Gebrauch mit dem Arzt abzusprechen ist.

Bohnenschalentee: 1 Handvoll Bohnenschalen in 1 l kaltem Wasser über Nacht ansetzen. Morgens langsam aufkochen und 15 Minuten zugedeckt ziehen lassen. Über den Tag verteilt tassenweise trinken.

Wacholder-Löwenzahnabkochung: Je 1 TL zerdrückte Wacholderbeeren und zerkleinerte Löwenzahnwurzel mit 1 Tasse kaltem Wasser ansetzen und aufkochen. 10 Minuten abgedeckt ziehen lassen. 3 Tassen täglich zwischen den Mahlzeiten trinken.

Abkochung der Kanadischen Dürrwurz: 1 gestr. EL des Krautes mit 1 Tasse kaltem Wasser zum Kochen bringen. 10 Minuten ziehen lassen und abseihen. 3 Tassen täglich zwischen den Mahlzeiten trinken.

Kirschenstielabkochung: 30 g davon mit ½ l kaltem Wasser zum Kochen bringen. 10 Minuten ziehen lassen, abseihen und über den Tag verteilt tassenweise trinken.

Besenginsteraufguß: 1 TL der Blüten mit 1 Tasse siedendem Wasser übergießen und 10 Minuten ziehen lassen. Abgießen. 2–3 Tassen täglich über den Tag verteilt.

Ekzem

Ekzeme oder Flechten sind eine gar nicht so seltene Hauterkrankung, die meist zuerst durch besondere Reizempfindlichkeit der Haut entsteht. In chronischen Fällen handelt es sich oft um eine Allergie, deren Ursache man auf die Spur kommen sollte. Abgesehen davon läßt sich ein Ekzem innerlich wie äußerlich behandeln.
Aus folgender **Kräutermischung** wird ein Tee zubereitet, der morgens getrunken wird: 1 EL **Salbei,** 5 Zweiglein **Quendel** und 1 EL zerstoßene **Wacholderbeeren** zusammen in ¼ l kaltem Wasser zum Kochen bringen und zugedeckt 10 Minuten ziehen lassen, dann abseihen.

Stiefmütterchenaufguß: 25 g der Blüten in ½ l frisch gekochtem Wasser 5–10 Minuten ziehen lassen und abseihen. Zwischen den Hauptmahlzeiten tassenweise trinken.

Buchsbaumkompressen: 50 g Buchsbaumblätter in ½ l kaltem Wasser ansetzen, aufkochen und 10 Minuten zugedeckt kochen sowie 10 Minuten ziehen lassen. Abgießen und für Kompressen verwenden.

Ein linderndes Vollbad stellen Sie sich notfalls mit dem Abguß von **Walnußbaumblättern** her: 300–500 g Blätter vom Walnußbaum in 1–1½ l kaltem Wasser ansetzen, aufkochen und zugedeckt auf sehr kleiner Flamme 10–15 Minuten kochen lassen. Den Abguß davon ins vorbereitete warme Vollbad rühren und 15 Minuten im Wasser bleiben. Möglichst von der Luft trocknen lassen oder nur leicht abtupfen.

Entfettung

Zur Unterstützung bei Abmagerungskuren kennen wir in der Naturheilkunde einige Kräuterrezepte.

Fenchelkrautabguß: 25 g Fenchelkraut mit ½ l kaltem Wasser ansetzen und 15 Minuten zugedeckt leise kochen lassen. Ebenso lange ziehen lassen. Jeweils 1 Glas des Abgusses nach dem Mittag- und Abendessen.

Löwenzahnschnaps: 150 g getrocknete und zerkleinerte Löwenzahnwurzel (im Herbst gegraben) in 1 Flasche Korn ansetzen und 2 Wochen ziehen lassen. Abseihen, die Wurzel auspressen und die Flüssigkeit filtrieren. Täglich ½ Schnapsgläschen davon vor den beiden Hauptmahlzeiten.

Mädesüßtee: 1 gestr. El Mädesüß, auch als Wiesengeißbart oder Wiesenkönigin bekannt, mit 1 Tasse gekochtem Wasser überbrühen und über Nacht zugedeckt ziehen lassen. Morgens abseihen und auf nüchternem Magen trinken.

Schließlich noch ein Rezept mit **Weinrebenblättern** und **Faulbaumrinde**: 35 g Weinblätter und 10 g Faulbaumrinde in 1 l kaltem Wasser zum Kochen bringen und noch 5 Minuten auf sehr kleiner Flamme weiterkochen lassen. Abgießen. Man trinke nicht mehr als 2 Tassen täglich zwischen den Mahlzeiten.

Erbrechen

Ein kurzdauerndes Erbrechen nach dem Genuß verdorbener Speisen oder giftiger Stoffe ist nur empfehlenswert und bedarf keiner Behandlung.
Wer infolge psychischer Reize, durch Reisekrankheit oder zu Beginn der Schwangerschaft zu häufigerem Erbrechen neigt, dem können untenstehende kleine Rezepte gut helfen. Abgesehen davon sollte über Schwangerschaftserbrechen mit dem betreuenden Arzt gesprochen werden. Häufiges Erbrechen aus unbekannten Gründen muß ebenfalls vom Arzt untersucht werden.

Salbeiaufguß: 1 gestr. EL Salbeiblätter mit 1 Tasse kochendem Wasser überbrühen, 5 Minuten ziehen lassen und abseihen.

Minzeaufguß: 1 geh. TL Minze mit 1 Tasse kochendem Wasser überbrühen und 5 Minuten ziehen lassen, abseihen.

Dillaufguß: 1 TL frischen oder getrockneten Dill mit 1 Tasse kochendem Wasser überbrühen und 5 Minuten ziehen lassen, abseihen.

Beifußaufguß: 1 TL der Blütenknospen mit 1 Tasse kochendem Wasser überbrühen und 10 Minuten ziehen lassen, abseihen.

Erkältungserscheinungen

Selbst wer einigermaßen abgehärtet ist, ist nicht immer vor einer handfesten Erkältung gefeit. Zugluft, nasse Füße oder Frieren genügen bereits oft, um die Nase zum Laufen zu bringen.
Hat man aber erst einmal einen Schnupfen weg, lassen meist andere typische Erkältungserscheinungen nicht mehr lange auf sich warten. Sobald nämlich die Schnupfenviren erst einmal Fuß gefaßt haben, können sie die körperlichen Abwehrkräfte derart schwächen, daß nun auch jene Bakterien eine Chance haben, die wiederum für Entzündungen in den Atemwegen verantwortlich sind. So entsteht schließlich meist innerhalb kürzester Zeit eine richtige Erkältung, die wir heute auch als grippalen

Infekt bezeichnen, mit Schnupfen, Husten, Halsschmerzen, Müdigkeit und häufig auch Fieber. Eine Behandlung bzw. Mittel, die diese Symptome nur rasch „zudecken“, sind wenig sinnvoll, denn dadurch werden oft die Chancen der Krankheitserreger nur noch verbessert. Vielmehr muß eine Erkältung auskuriert werden.

Eine altbewährte und auch meiner Erfahrung nach beste Methode ist folgende: Hüten Sie ein paar Tage das Bett.

Nehmen Sie keine fiebersenkenden Medikamente ein. Fieber ist eine ganz natürliche und in diesem Fall auch erwünschte Abwehrreaktion des Körpers. Er vernichtet damit die eingedrungenen Krankheitserreger. Fieber kann nur dann u. U. Schaden anrichten, wenn es sehr hoch ansteigt oder zu lange anhält. In solchen Fällen kann hinter der Erkältung eine ernstere Krankheit stecken, so daß der Arzt hinzuzuziehen ist. Schwitzen unterstützt den Abwehrmechanismus. Es ist daher empfehlenswert.

Verabreicht werden bevorzugt leichte Kost und Obst oder auch teilweise frischgepreßte Säfte.
Abgesehen davon erhält der Patient bevorzugt nachstehende Zubereitungen zur gezielten Behandlung.

Heißer **Holunderbeersaft**: Soweit ich zurückdenken kann, wird bei uns zu Hause im Spätsommer und Herbst Holunder gesammelt und aus den Beeren durch Dampfverfahren mittels Entsafter vorsorglich der Arzneitrunk für die kalte Jahreszeit hergestellt. Irgend jemand ist immer auf seine heilkräftige Wirkung angewiesen. Dann wird der Saft nur kurz erhitzt und möglichst warm und in reichlichen Mengen tagsüber tassenweise in kleinen Schlucken getrunken. Die Beeren und die Blüten des Schwarzen Holunders zählen mit Abstand zu den besten schweiß- und harntreibenden Mitteln überhaupt.

Wer über keine Saftreserven verfügt, bereite **Tee aus den Holunderblüten**: 1 geh. TL der Blüten mit kochendem Wasser übergießen und zugedeckt 10 Minuten ziehen lassen. 4–5 Tassen über den Tag verteilt mit Honig gesüßt trinken.

Quendel oder auch **Thymian**: 3–4 Zweiglein davon mit 1 Tasse siedendem Wasser übergießen und zugedeckt 10 Minuten ziehen lassen. 3–4 Tassen täglich, jeweils nach dem Essen trinken.

Schlüsselblume: 1 EL Blatt und Blüten mit 1 Tasse Wasser überbrühen und 10 Minuten ziehen lassen, abseihen. 3 Tassen täglich zwischen den Mahlzeiten.

Kräutermischung: Je 1 TL **Malve, Basilikum** und **Quendel** oder **Thymian** mit einer großen Tasse kochendem Wasser übergießen, 5–10 Minuten ziehen lassen und abseihen. 2–3 Tassen täglich nach den Mahlzeiten.

Spezielle Rezepte gegen Schnupfen, Husten und Halsschmerzen sind unter den entsprechenden Stichwörtern zu finden.

Fieber

Bei fieberhaften Erkrankungen eignen sich als Getränke besonders gut auch folgende Kräutertees.

Wiesenkönigin (Mädesüß): 1 EL des blühenden Krauts mit 1 Tasse siedendem Wasser überbrühen und zugedeckt 5 Minuten ziehen lassen. Abseihen und mit Honig gesüßt trinken, 2–4 Tassen täglich.

Tausendgüldenkraut: 1 EL davon mit 1 Tasse kochendem Wasser überbrühen und abgedeckt 10 Minuten ziehen lassen. 3 Tassen täglich vor den Mahlzeiten.

Eschenblätter: 1 EL davon mit 1 Tasse Wasser kurz aufkochen lassen. 10 Minuten ziehen lassen und abseihen. 3 Tassen täglich zwischen den Mahlzeiten.

Salbei und Kamille: 1 geh. TL Salbei mit 10–12 Kamillenblüten mit 1 Tasse siedendem Wasser übergießen, 10 Minuten zugedeckt ziehen lassen und abseihen. 2–3 Tassen täglich vor den Mahlzeiten.

Johanniskraut: 1 TL mit 1 Tasse siedendem Wasser überbrühen, 5–10 Minuten ziehen lassen und abseihen. 1–2 Tassen täglich.

Salbei und Eisenkraut: Je 1 geh. TL Salbei und Eisenkraut zusammen mit 1 Tasse siedendem Wasser überbrühen, 10 Minuten ziehen lassen und abseihen. 3 Tassen täglich mit Honig gesüßt zwischen den Mahlzeiten.

Fingerentzündung

Durch Infektionen kleiner Verletzungen kommt es nicht selten zu Rötungen und Schwellungen am Nagelfalz. Die sorgsame Pflege ist wichtig, um ein Fingergeschwür und eine nicht ungefährliche Nagelbettvereiterung zu vermeiden. Heilend wirken folgende Anwendungen:

Kamillenbäder: Mehrmals täglich den entzündeten Finger einige Minuten lang in einem warmen Kamillenabguß baden. Selbstverständlich ist das Fingerbad jedesmal zu erneuern.

Umschläge mit **Bockshornkleesamen:** 2–3 TL der zerstoßenen oder gemahlenen Samen mit kochendem Wasser zu einem dicken Brei rühren und so warm wie möglich auf die Entzündung streichen. Längere Zeit einwirken lassen und mehrmals wiederholen.

Auflagen mit frischen **Spitzwegerichblättern** können bestens neben den Kamillenbädern empfohlen werden: 2–3 saubere, kurz in kochendes Wasser gelegte Blätter um den entzündeten Finger wickeln und mit einem kleinen Mullverband befestigen. Mehrere Stunden darauflassen.

Fingergeschwür

Hat sich aus der Entzündung bereits ein Geschwür entwickelt, sind **Kamillenbäder** und **Bockshornkleeumschläge** (jedoch auf die ganze Hand) wie oben beschrieben ebenfalls ratsam. Sehr gut bewährt hat sich ferner Heilerde.

Heilerdumschlag: Etwas Heilerde mit Wasser zu einem dickflüssigen Brei anrühren und auf den entzündeten Finger ca. 1 cm dick streichen. Mit etwas Mull umwickeln und mindestens 1–2 Stunden darauflassen. Den Umschlag mehrmals täglich erneuern.
Ist das Geschwür schon zu weit fortgeschritten oder tritt nach sorgfältiger Behandlung nicht rasch eine Besserung ein, ist ärztliche Behandlung unbedingt notwendig, da ein tiefer greifendes Geschwür zu tiefer liegenden Entzündungen oder gar Blutvergiftung führen kann.

Frostbeulen

Frostbeulen können infolge von Durchblutungsstörungen unter Einwirkung von feuchter Kälte entstehen. Bevorzugt treten sie an den Füßen durch zu enges Schuhwerk auf. Es kommt dann zu blauroten, weichen Schwellungen, die unter Kälteeinwirkung schmerzen und bei Wärme zu jucken beginnen.
Lindernd wirken folgende Zubereitungen, die als Kompressen oder Umschläge angewandt werden.

Holunderblüten: 1 Handvoll davon mit ½ l siedendem Wasser überbrühen und 15–20 Minuten zugedeckt ziehen lassen. Abseihen und Kompressen damit tränken.

Ringelblume: 1 Handvoll der Blüten in ½ l Wasser 30–60 Minuten ziehen lassen. 15 Minuten auf kleiner Flamme zugedeckt köcheln, kurz ziehen lassen und abseihen. Damit Kompressen tränken.

Königskerze oder Wollblume: 1 Handvoll davon in ½ l Wasser 30 Minuten ziehen lassen. Aufkochen und 10 Minuten zugedeckt auf kleiner Flamme weiterkochen, danach 10 Minuten ziehen lassen und abseihen. Für Kompressen verwenden.

Buchsbaumblätter: 100 g in 1 l kaltem Wasser 1 Stunde ziehen lassen. Anschließend zum Kochen bringen, noch 10 Minuten zugedeckt auf kleiner Flamme köcheln. Abkühlen und abseihen. Den Abguß in ein Fußbad gießen oder für Kompressen benutzen.

Kartoffeln: 1–2 oder je nach Bedarf auch mehrere Kartoffeln gründlich abwaschen und fein reiben. Mit etwas Öl vermischen und dick auf die Frostbeulen verteilen. Eine halbe Stunde einwirken lassen. Mehrmals täglich wiederholen.

Zwiebeln: Zwiebeln nach Bedarf schälen und auspressen. Mit dem Saft Kompressen tränken und diese auf die Frostbeulen legen. Nicht zu lange einwirken lassen, aber gegebenenfalls mehrmals täglich wiederholen.

Frühjahrskur

Zur Anregung des Stoffwechsels, der Blutreinigung und allgemeinen Entschlackung ist sie gerade nach den Wintermonaten empfehlenswert. Untenstehende Arzneipflanzen helfen dabei.

Borretsch oder **Gurkenkraut:** 20 g Kraut in ½ l kaltem Wasser langsam erhitzen, 2–3 Minuten köcheln, danach 10 Minuten ziehen lassen und abseihen. Man trinke 2–3 Tassen täglich zwischen den Mahlzeiten.

Enzianwurzel: 2 gestr. EL der zerkleinerten Wurzel über Nacht in ½ l kaltem Wasser ansetzen. Morgens zum Kochen bringen und sofort vom Herd nehmen. Abkühlen lassen und abseihen. Man trinke 2 Tassen täglich vor den Hauptmahlzeiten.

Ulmenrinde: 15 g davon in ½ l kaltem Wasser erhitzen und 20 Minuten zugedeckt leise kochen lassen. 10 Minuten noch ziehen lassen und abseihen. Jeweils 1 Tasse vor dem Mittag- und Abendessen.

Weitere stoffwechselanregende und blutreinigende Zubereitungen, die sich für Frühjahrskuren eignen, finden sich unter „Blutreinigung".

Fußbeschwerden

Müde, geschwollene Füße und Stauungen in den Beinen lassen sich rasch mit einem **Salzbad** lindern: 1 Handvoll Salz in ein Fußbad rühren, das bis zur halben Wadenhöhe reichen sollte, und 5–10 Minuten darin Wassertreten.

Druckempfindliche Füße werden außerdem mit etwas einfachem **Talkum** (Apotheke) eingepudert.

Gegen brennende Fußsohlen vom langen Laufen hilft ein 10 Minuten dauerndes warmes Fußbad mit Quendel oder **Lavendelabguß**: 1 Handvoll des gewünschten Krauts in 1 l kaltem Wasser ansetzen, aufkochen und 10 Minuten ziehen lassen.

Fußschweiß

Fußschweiß ist zweifellos ein recht unangenehmes Übel, das oft bei Stoffwechselkrankheiten, Blutarmut und allgemeiner Schwäche auftritt.
Das häufige Tragen von Gummistiefeln oder von Kunstfasersocken kommt aber ebenfalls als Ursache in Frage.

Fußbäder mit einem Abguß von **Walnußblättern** oder **Zinnkraut** (Schachtelhalm) bieten sich vor allem zur Behandlung an, die täglich 2–4 Wochen lang durchgeführt und kurweise in regelmäßigen Abständen notfalls wiederholt werden sollte. 1 Handvoll der gewünschten Pflanze in 2 l kaltem Wasser aufkochen und zugedeckt auf kleiner Flamme 10–15 Minuten weiterkochen lassen. Noch kurze Zeit ziehen lassen und abseihen. Vorsicht, der Abguß färbt beim Füßetrocknen die Wäsche!

Gallensteine

Gallensteine können sich lange Zeit ruhig verhalten. Erst durch Einklemmung eines Steines kommt es meist zu schlimmen, schmerzhaften Koliken.
Wer zur Bildung von Gallensteinen neigt oder bereits darunter zu leiden hat, dem können nachstehende Rezepte helfen, die der Steinbildung

und Weiterentwicklung entgegenwirken. Die Anwendung sollte nicht ständig, sondern kurweise erfolgen. Je nach Fall rechnet man z. B. 2–3 Wochen pro einem oder zwei Monaten.

Löwenzahn: 30–40 g Löwenzahnblätter in ½ l kaltem Wasser kräftig aufkochen und 10 Minuten zugedeckt ziehen lassen. 1 Glas von dem Abguß vor jeder Hauptmahlzeit.

Kopfsalat: 50 g Kopfsalatblätter in ½ l kaltem Wasser 15 Minuten zugedeckt leise kochen lassen und ebenso lange ziehen lassen. 2–3 Gläser täglich zwischen den Mahlzeiten.

Schwarzer Rettich: Täglich je 1 kleinen Rettich (ohne Salz!) vor dem Mittag- und Abendessen oder 1 Portweinglas voll frisch gepreßtem Saft vor oder zwischen den Hauptmahlzeiten.

Sauerdorntee: 20 g Sauerdornsplint (zweite Rinde der Berberitze) in ½ l kalt angesetztem Wasser kurz aufkochen und 10–15 Minuten ziehen lassen. Abseihen und über den Tag verteilt tassenweise zwischen den Mahlzeiten trinken.

Gallenkolik

Die Schmerzen bei akuten Koliken lindert man bis zum Eintreffen des Arztes auf nachstehende Weise.

Heublumensack: Einen Leinensack in der Größe von ca. 20 × 20 oder 30 × 30 cm zur Hälfte bis Dreiviertel mit Heublumen füllen und mit siedendem Wasser überbrühen. 20 Minuten im geschlossenen Topf lassen. Danach am besten zwischen zwei Brettern auspressen und ca. 40 Grad warm auflegen. Darüber ein zusammengefaltetes Leinentuch legen bzw. um den Körper wickeln und darüber noch ein Wolltuch schlagen.

Entlastend wirkt auch ein **Haferstrohsack**. Er wird genauso wie der Heublumensack vorbereitet und angewandt.

Schmerzlindernd wirken aber auch einfache **Dampfkompressen**: Anstatt eines Heublumen- oder Haferstrohsacks legt man ein zweimal zusammengelegtes und mehrere Minuten in kochendem Wasser gelegenes sowie gut ausgepreßtes Leinentuch auf. Mit einem trockenen Leinen- sowie einem Woll- oder Flanelltuch umwickeln.

Gelbsucht

Gelbsucht (Ikterus) kann verschiedene Ursachen haben, die vom Arzt festzustellen sind. Die Behandlung richtet sich nach seiner Diagnose. Zur allgemeinen Unterstützung der Leber können folgende Zubereitungen dienlich sein. Grundsätzlich aber ist strikte Bettruhe sowie Diät einzuhalten: Fettarm, salz- und gewürzfrei, möglichst keine Zuckerraffinade und Süßigkeiten, aber reichlichst Eiweiß in Form von Magermilchprodukten und magerem Fleisch.

Löwenzahnabkochung: 60–70 g Löwenzahnkraut und zerkleinerte Wurzel in 1 l kaltem Wasser ansetzen und eine Stunde ziehen lassen. Langsam aufkochen, vom Herd nehmen und noch 15 Minuten ziehen lassen. Abseihen. 1 Glas davon vor jeder Mahlzeit trinken.

Löwenzahnmischung: 1 TL Löwenzahnwurzel mit 1 TL Melisse und 1 TL Majoran zusammen mit 1 großen Tasse siedendem Wasser überbrühen und 10 Minuten zugedeckt ziehen lassen. Abseihen. 1 Tasse morgens sowie abends.

Wegwarteabkochung: 20 g Wegwartenkraut in ½ l kaltem Wasser langsam zum Kochen bringen. 10 Minuten ziehen lassen. 1 Tasse vor jeder Mahlzeit.

Andornaufguß: 1 EL Andornkraut mit 1 Tasse kochendem Wasser übergießen und 5–10 Minuten ziehen lassen, danach abseihen. 1 Tasse vor jeder Mahlzeit.

Quendelmischung: 4 Zweiglein Quendel oder auch Thymian, 1 TL Salbei und 1 TL zerkleinerte Löwenzahnwurzel mit 1 großen Tasse Wasser übergießen und 10 Minuten ziehen lassen. Man trinke 1 Tasse auf nüchternem Magen, eine zweite vor dem Abendessen.

Der meist in Zusammenhang mit der Gelbsucht auftretende Juckreiz wird am besten durch Ganzwaschungen mit **Essigwasser** gelindert.

Gicht

Die wichtigste Rolle bei der Entstehung von Gicht spielt wohl die erblich bedingte Anlage. Zweifelsohne wird dieses schmerzhafte Stoffwechselleiden aber ganz wesentlich durch allzu „gute" Kost gefördert. Die gefürchteten Schmerzen oder Gichtanfälle kommen durch Anreicherungen von Harnsäure zustande, die sich bevorzugt im Knorpelgewebe bilden. Grundsätzlich müssen harnsäurereiche Nahrungsmittel wie vor allem Wild und dunkles Fleisch, sowie Kaffee und Alkohol gemieden werden, um das Leiden zu lindern. Hilfreich sind daneben folgende harnsäureabbauende und ausschwemmende Mittel, die in regelmäßigen Abständen kurweise angewandt werden sollten; beispielsweise 10–20 Tage pro Monat.

Schwarze Johannisbeeren und die **Blätter** dieses Strauches sind eine ganz ausgezeichnete Hilfe in diesem Fall. Solange es frische Beeren gibt, sollte man täglich 1–2 Portionen vor den Hauptmahlzeiten davon essen oder 1–2 Gläser frisch gepreßten Saft trinken. Für einen Teeaufguß überbrüht man 30 g der getrockneten Blätter mit 1 l siedendem Wasser. 10 Minuten zugedeckt ziehen lassen und abseihen. Man trinke täglich ½ bis 1 l davon tassenweise über den Tag verteilt, die erste Tasse morgens auf nüchternen Magen.

Erdbeerabkochung: 1 geh. TL Blätter und Wurzel und 1 TL Eisenkraut mit 1 großen Tasse kaltem Wasser ansetzen und aufkochen, danach 10 Minuten ziehen lassen und abseihen. 2 Tassen täglich morgens und abends. Es ist durchaus normal, wenn bei dieser Anwendung der Urin rötlich gefärbt ist.

Wacholderabkochung: 1 TL zerdrückte Wacholderbeeren mit 1 Tasse Wasser aufkochen und 10 Minuten ziehen lassen. Man trinke 2–3 Tassen täglich zwischen den Hauptmahlzeiten.

Mischung aus **Wiesenkönigin** und **Escheblättern**: Je 1 TL Wiesenkönigin und Escheblätter zusammen mit 1 Tasse kochendem Wasser überbrühen und 10 Minuten ziehen lassen. Abseihen und 3–4 Tassen täglich zwischen den Mahlzeiten.

Zu den Nahrungsmitteln, die sich günstig bei Gicht auswirken, zählen: **Meerrettich** (frisch gerieben), **roher Kohl** als Salat oder Saft sowie **Pflaumen** und **Kirschen**. Die Pflaumen können ebenso wie die Schwarzen Johannisbeeren genossen werden. Während der Kirschenzeit kann man einen einmal wöchentlichen **Obsttag** einlegen.

Gürtelrose

Die recht schmerzhafte Gürtelrose macht ärztliche Betreuung notwendig. Mit Einverständnis des Arztes bzw. nach Absprache mit ihm eignen sich zur Behandlung verschiedene Kräuterzubereitungen.

Huflattichauflagen: 1 Handvoll kurz in kochendes Wasser gelegte schöne Blätter vom Huflattich abtropfen lassen und auf die Gürtelrose legen.

Seifenkrautauflagen: Frisches, blühendes Seifenkraut mit kochendem Wasser überbrühen, zerquetschen und als Pflaster auflegen. Die Auflagen sollten mehrmals täglich wiederholt bzw. erneuert werden.

Salbei und **Majoran:** Je 1 TL von beiden mit 1 Tasse siedendem Wasser übergießen und zugedeckt 10 Minuten ziehen lassen. Abseihen. 3 Tassen täglich vor den Mahlzeiten.

Bohnenkraut und **Quendel** (Thymian ist ebenfalls geeignet): Je 1 TL von jedem zusammen mit 1 Tasse Wasser überbrühen, abgedeckt 10 Minuten ziehen lassen und abseihen. Man trinke 3 Tassen täglich zwischen den Mahlzeiten.

Haarausfall

Nach frühzeitigem oder krankhaftem Haarausfall wieder neue Haare sprießen zu lassen, dafür gibt es bis heute noch kein durchschlagendes Mittel. Dagegen läßt sich diese Erscheinung bei richtiger Pflege und Behandlung sehr wohl meist stoppen. Folgende Rezepturen haben sich dabei bewährt.

Brennesselessig: 1 Handvoll Brennesselwurzel in ½ l guten Weinessig 10 Minuten leise im zugedeckten Topf kochen lassen. Abkühlen lassen, abseihen und fein filtrieren. Täglich einmal die Kopfhaut damit einmassieren.

Buchsbaumabguß: 50 g feingeschnittenes Buchsbaumkraut in ½ l kaltem Wasser ansetzen und 15 Minuten zugedeckt kochen lassen. Fein abseihen und als Kopfhautlotion regelmäßig benutzen.

Wacholderbeerwasser: 50 g zerdrückte Wacholderbeeren zusammen mit 1 Handvoll Wacholderreisig in ½ l kaltem Wasser ansetzen, aufkochen und 15 Minuten im geschlossenen Topf auf sehr kleiner Flamme kochen lassen. Der Abguß davon ergibt eine sehr gute Lotion für die Haar- und Kopfhautpflege.

Salbeilotion: 100 g Salbeiblätter (frisch) in 1 Glas Strohrum ansetzen und gut verschlossen in einem dunklem Schraubglas 2 Wochen lang ziehen lassen. Abgießen, die Blätter auspressen und die Flüssigkeit fein abfiltrieren. Regelmäßig damit die Kopfhaut einmassieren.

Abguß von Kapuzinerkresse: 1 Handvoll Kapuzinerkresse (Blatt und Blüte) in ½ l kaltem Wasser aufkochen und nochmals 15 Minuten leise weiterkochen lassen. Abkühlen lassen und fein abseihen. Täglich damit die Kopfhaut betupfen und eintrocknen lassen.

Eine gemischte **Kräuterlotion** gegen Haarausfall stellen Sie sich folgendermaßen her: 100 g Brennesselwurzel, fein geschnitten, 100 g Kapuzinerkresse, fein geschnittenes Blatt und Blüte, und 100 g Buchsbaum in 0,7 l Strohrum (54 Vol.) oder ähnlichem 14 Tage in einem abgedeckten

Steingutgefäß ziehen lassen. Abseihen, das Kraut auspressen und die Flüssigkeit durch einen Papierfilter gießen. In eine Flasche umfüllen und für regelmäßige Kopfhautmassagen verwenden.

Liegt bei Haarausfall auch Seborrhoe (Übersekretion der Haardrüsen) vor, was häufig der Fall ist, ist auch die richtige Haarwäsche wichtig. Diese muß mindestens ein- bis zweimal wöchentlich erfolgen. Ein gut bewährtes Mittel, das die Talgdrüsen nicht irritiert, ist **Panamarinde**. Es gibt sie auch heute noch in den Apotheken oder Kräuterläden. Lassen Sie 50 g davon in 1 l Wasser eine Viertelstunde lang sieden. Abseihen, auf gut verträgliche Temperatur abkühlen lassen und damit die Haare waschen.

Zwiebel läßt oft sogar wieder neue Haare auf kahlen Stellen sprießen: Eine Zwiebel halbieren und zweimal täglich damit die kahlen Stellen einreiben.

Halsschmerzen

Infolge von Erkältungen oder Katarrhen der Atemwege kann es häufig zu Halsschmerzen kommen, ohne daß gleich eine Mandelentzündung vorliegen muß. Ebenso aber können unangenehme Halsschmerzen infolge von Nikotinmißbrauch oder Reizung durch Staub oder Chemikalien auftreten.

Gegen erkältungsbedingte Halsschmerzen hatte Großmutter etwas „Fremdartiges“ auf Lager. Nämlich **Datteln,** die es im Winter im Kolonialwarengeschäft zu kaufen gab. Als – verständlicherweise begrüßte – Medizin wurden morgens und abends je 8–10 Datteln mit je einer Tasse kochendem Wasser überbrüht und 30 Minuten ziehen gelassen. Zuerst wurden die Datteln gegessen, dann das Einweichwasser nachgetrunken. Die Behandlung dauerte stets einige Tage lang, jedenfalls bis die Beschwerden gut abgeklungen waren. Wie inzwischen wissenschaftlich bestätigt wurde, wirken Datteln so ausgezeichnet, weil sie eine Reihe Wirkstoffe enthalten, die die Rachenschleimhaut desinfizieren und pflegen.

Sehr hilfreich und zudem stets in der Küche zur Hand sind **süße Butterkugeln**. Dahinter verbirgt sich nichts anderes als frische und in Zucker gerollte kleine mundgerechte Butterkugeln. Stückweise über den Tag verteilt (jeweils 2–3 Stück hintereinander) „schleifen" sie die entzündeten Halsschleimhäute ab und wirken erfrischend und lindernd.

Erleichternd und entzündungslindernd wirkt **Gurgeln mit Kräuterabgüssen**: Am besten dafür geeignet sind **Gundelrebe** oder Gundermann, **Quendel, Salbei, Brombeerblätter**. Man nehme davon 25 g (es kann auch eine Mischung aus den genannten Pflanzen sein). Diese werden in ½ l kaltem Wasser angesetzt, kurz aufgekocht und 20 Minuten ziehen gelassen. Mit dem Abguß ist mehrmals täglich jeweils einige Minuten lang zu gurgeln.

Erleichternd und entzündungsberuhigend über Nacht wirkt ein Glas **heiße Milch** mit frisch karamelisiertem Zucker oder Honig verrührt, die man vor dem Schlafengehen schluckweise, aber zügig trinken muß.

Sehr wirksam neben den übrigen Behandlungsmöglichkeiten ist der **Kartoffelstrumpf**. Einen wollenen Socken oder Kniestrumpf mit 2–3 frisch gekochten und zerstampften Pellkartoffeln füllen bzw. den Strumpf mit den ganzen (ungeschälten!) Kartoffeln füllen und diese dann erst im Strumpf zerdrücken. Auf den Hals legen und mit einem Stück Leinen locker befestigen. Auflegen bis die Kartoffeln abgekühlt sind.

Hämorrhoiden

Hämorrhoiden sind Krampfadern, die teils innerhalb des Schließmuskels, teils aus dem After hervortreten. Die Ursache von Hämorrhoiden liegt meist in einer erblich bedingten Schwäche des Bindegewebes, allerdings werden sie enorm durch dauernde Verstopfung, ständiges Sitzen und eine falsche Ernährungsweise begünstigt.

Grundsätzlich sollte bei Hämorrhoiden die Kost viel Obst, Salate und Gemüse sowie bevorzugt Vollkornprodukte enthalten. Die auf diese

Weise zugeführten Ballaststoffe oder Fasern sorgen u. a. für einen weichen Stuhl und sind notwendig, um Verstopfung zu vermeiden. Weißmehlprodukte und sonstige raffinierte Kohlenhydrate sollten nur sehr sparsam genossen werden. Harter Stuhl verursacht eine schmerzhafte Darmentleerung und kann leicht zu Blutungen der Hämorrhoiden führen. Man sollte daher gegebenenfalls zu einem milden Abführmittel wie beispielsweise Milchzucker greifen, um den Darminhalt zu verflüssigen. Bei richtiger Ernährung, regelmäßiger Bewegung und gezielter Behandlung, auch mit Mitteln, wie sie nun untenstehend angegeben werden, lassen sich Hämorrhoiden in leichteren Fällen wieder beseitigen und in schwierigeren Fällen die Beschwerden wenigstens lindern. Daß schwere Fälle einer ärztlichen Behandlung bedürfen, versteht sich von selbst.

Hirtentäscheltee: 1 EL Kraut mit 1 Tasse kaltem Wasser ansetzen, 10 Kamillenblüten beifügen und aufkochen lassen. Vom Herd nehmen und 10 Minuten zugedeckt ziehen lassen, abseihen. Man trinke 3 Tassen täglich zwischen den Mahlzeiten.

Taubnesseltee: 1 EL Weiße Taubnessel in 1 Tasse kaltem Wasser zum Kochen bringen. 10 Minuten ziehen lassen und abseihen. Getrunken werden 2–3 Tassen täglich zwischen den Mahlzeiten.

Salbeimischung: 1 geh. TL Salbei mit je 1 gestr. TL Malve und Schafgarbe mit 1 großen Tasse siedendem Wasser überbrühen und zugedeckt 10 Minuten ziehen lassen. Abgießen. 2 Tassen täglich zwischen den Mahlzeiten.

Misteltee: 1 gestr. TL Mistelkraut mit 1 Tasse kaltem Wasser langsam zum Kochen bringen, sofort vom Feuer nehmen, nicht kochen lassen! 5 Minuten ziehen lassen und abseihen. 1–2 Tassen täglich zwischen den Mahlzeiten trinken, keinesfalls mehr.

Bei äußerlichen Hömorrhoiden ist die Therapie mit Kräutertees mit der Anwendung von Sitzbädern zu kombinieren. Dafür setzt man abends 1 Handvoll frische **Efeublätter** oder 1 Handvoll **Eichenblätter** in 1 l kaltem Wasser an. Über Nacht ziehen lassen und am Morgen kurz aufkochen. Abseihen und mit etwas Wasser auf gut verträgliche Badetemperatur bringen. Das Sitzbad sollte etwa 10 Minuten dauern bzw. bis das Wasser merklich abzukühlen beginnt.

Zur Linderung des Juckreizes oder des Brennens bei äußerlichen Hämorrhoiden kann man diese mit etwas weicher **Butter** einmassieren.

Harnverhalten

Harnverhalten oder Harnsperre ist eine manchmal bei Prostataleiden auftretende Begleiterscheinung, kann aber beispielsweise auch bei Schleimhautschwellung unter Kälteeinfluß und Biergenuß auftreten. Es kommen aber ebensogut andere Ursachen in Frage, die der Arzt abzuklären hat. Harnverhalten muß ernst genommen werden. Es ist dringlichst der Arzt zu konsultieren. In harmloseren Fällen bieten sich folgende Mittel zur unterstützenden Behandlung an:

Auflagen von Kohlblättern: Einige schöne, möglichst dunkel gefärbte Kohlblätter (Weiß-, Grün- oder Rotkohl) ohne Strunk oder grobe Rippen mit einem Nudelholz mürbe rollen und 2–3 Lagen auf den Unterleib legen. Mindestens 2 Stunden aufliegen lassen. Mehrmals täglich wechseln oder auch über Nacht einwirken lassen.

Zur unterstützenden Behandlung von innen lassen sich wahlweise folgende Arzneitees zubereiten.

Wiesenköniginaufguß: 1 El Kraut mit 1 Tasse siedendem Wasser überbrühen und 10 Minuten ziehen lassen, dann abseihen. Man trinke 2–3 Tassen täglich zwischen den Mahlzeiten.

Sehr gut wirken auch **Kirschenstiele**: 30 g davon in ½ l kaltem Wasser ansetzen, aufkochen und weitere 15 Minuten zugedeckt ziehen lassen. Den Abguß davon über den Tag verteilt trinken.

Fenchelsamenabkochung: 1 TL Fenchelsamen mit 1 TL zerdrückten Wacholderbeeren in 1 großen Tasse Wasser aufkochen und zugedeckt 10 Minuten ziehen lassen. 3–4 Tassen über den Tag verteilt trinken.

Heidekraut-Löwenzahn-Abkochung: Je 1 TL Heidekraut und zerkleinerte Löwenzahnwurzel mit 1 Tasse siedendem Wasser überbrühen und 10 Minuten zugedeckt ziehen lassen, abseihen. 2–3 Tassen täglich zwischen den Mahlzeiten.

Schließlich kann auch eine Abkochung des **Vogelknöterichkrautes** dienlich sein: 1 EL davon mit 1 Tasse Wasser aufkochen, 15 Minuten ziehen lassen und abseihen. Getrunken werden 2 Tassen täglich.

Heiserkeit

Zur Heiserkeit kommt es meist infolge von Überanstrengung der Stimme, aber auch bei Rachenerkrankungen und Erkältungen.

Hilfreich ist zunächst einmal **Petersilienmilch**: 1 TL frisch gepreßter Saft von Stielen und Blättern in 1 Tasse heiße Milch rühren und schluckweise trinken.

Gut ist ebenfalls frisch gepreßter roher **Kohlsaft**, der mit reichlich Honig vermischt schluckweise getrunken wird.

Frischer **Selleriesaft** hat besondere Wirksamkeit, wenn man mit ihm mehrmals täglich gurgelt.

Auch eine Abkochung von **Odermennig** ist hilfreich zum Gurgeln: 1 Handvoll davon mit ½ l kaltem Wasser langsam zum Kochen bringen. 15 Minuten ziehen lassen und abseihen. Lauwarm mehrmals täglich anwenden.

Hopfendoldenabkochung kann ebenfalls als Gurgelmittel angeraten werden: 1 Handvoll davon mit ½ l kaltem Wasser langsam zum Kochen bringen. 15 Minuten ziehen lassen und abseihen.

Zur inneren Behandlung bereite man sich einen Aufguß mit dem **Wegsenf** (Wegrauke): 1 EL des Krautes mit 1 Tasse siedendem Wasser überbrühen und 10 Minuten ziehen lassen. Abseihen. 3–4 Tassen täglich mit Honig gesüßt zwischen den Mahlzeiten.

Herzrhythmusstörungen

Unregelmäßige Herzschlagfolge (Arrythmie) bedarf selbstredend der ärztlichen Versorgung bzw. Kontrolle. Zur Unterstützung bzw. nach Absprache mit dem Arzt können nachstehende Zubereitungen dienlich sein.

Fäden von Grünen Bohnen für einen Aufguß: 1 kleine Handvoll davon mit 1 Tasse siedendem Wasser überbrühen und zugedeckt 10 Minuten ziehen lassen. Bis zu 3 Tassen täglich.

Spierstaudenaufguß: 1 geh. TL Spierstaude (Wiesenkönigin) bzw. die Blüten mit 1 Tasse siedendem Wasser überbrühen und zugedeckt 10 Minuten ziehen lassen. Bis zu 3 Tassen täglich zwischen den Mahlzeiten. Spierstaude darf nicht kochen!

Andorntee: 1 EL Blüten des Weißen Andorn mit 1 Tasse siedendem Wasser überbrühen und abgedeckt 10 Minuten ziehen lassen. Man trinke täglich 1 Tasse vor dem Essen.

Weißdornblüten haben sich als ausgezeichnetes Herztonikum, auch zur unterstützenden Behandlung bei Rhythmusstörungen, bewährt. 1 TL der Blüten mit 1 Tasse siedendem Wasser überbrühen, 5–10 Minuten ziehen lassen und abseihen. Getrunken werden 3–4 Tassen täglich, jeweils eine vor den Mahlzeiten sowie vor dem Zubettgehen.

Heuschnupfen

Bei Heuschnupfen handelt es sich bekanntlich um eine Überempfindlichkeit gegenüber bestimmten Blütenpollen. Diese lösen äußerst unangenehme Reaktionen wie Entzündungen der Nasenschleim- und Augenbindehaut sowie Juckreiz, Schnupfen und häufiges Niesen aus.

Zur Vorbeugung sollten Sie einmal folgende Therapie mit **Bienenwaben** versuchen: Während acht bis zwölf Wochen vor dem zu erwartenden Einsetzen des Heuschnupfens sowie während der Heuschnupfenzeit täglich etwa 2 EL Bienenwaben langsam im Mund zergehen lassen.

Ysop lindert die vielfachen Heuschnupfensymptome: 10 g Blüten mit ½ l kochendem Wasser überbrühen und 10 Minuten zugedeckt ziehen lassen. Den Abguß davon auf 3 Tassen verteilt während des Tages zwischen den Mahlzeiten ungesüßt trinken. Ersatzweise gibt es in der Apotheke auch Ysop-Essenz oder das ätherische Öl des Ysops. Man nehme davon dreimal täglich je 3–4 Tropfen auf einem Stück Zucker ein.

Rosmarin verbessert die körperlichen Abwehrkräfte, weshalb er gut zusammen mit Ysop anzuwenden ist. Für einen Aufguß überbrühen Sie eine Mischung aus 10 g Ysopblüten und 15 g Rosmarin mit ½ l Wasser. Weitere Zubereitung und Anwendung wie beim Ysopaufguß.

Lavendelblüten beruhigen insbesondere die gereizten Schleimhäute beim Heuschnupfen. Man gebraucht sie für Inhalationen. 10 g Blüten in 1 l kaltem Wasser ansetzen, zum Kochen bringen, vom Feuer nehmen und zugedeckt 10 Minuten ziehen lassen. Mehrmals täglich inhalieren oder Kopfdampfbäder damit nehmen.

Hexenschuß

Gegen den plötzlich auftretenden, starken Schmerz im Kreuz haben sich zur ersten Hilfe Einreibungen und Umschläge bewährt.

Ein sehr gutes Einreibemittel ist **Johanniskrautöl**. Man bekommt es in der Apotheke, kann es aber auch selbst herstellen: 150 g frische Johanniskrautblüten in ⅓ l gutem Speiseöl langsam erhitzen (aber nicht überhitzen, das Öl darf keinesfalls zu qualmen beginnen) und abkühlen lassen. Das Öl mit den Blüten muß nochmals 3–4mal erhitzt werden. Dies geschieht nach jeweils 2 Stunden Abkühlzeit. Nach dem letzten Erhitzen wird das Öl durch einen Papierfilter geseiht. Endgültig abkühlen lassen, in eine braune Glasflasche füllen und verkorken.

Anstatt der Johanniskrautblüten kann mit 100 g **Kamillenblüten** ebenfalls auf dieselbe Weise ein Öl zum Einreiben hergestellt werden.

Einen lindernden Umschlag oder ein Hautpflaster läßt sich aus **Hafer** bereiten: 1–2 Handvoll Haferkörner (Reformhaus) mahlen, mit etwas Wasser anrühren und zu einem Brei einkochen. 1 Schuß Essig darunterrühren und bei verträglicher Temperatur auf die schmerzende Stelle streichen. Abdecken und bis zum Abkühlen einwirken lassen.

Zur Behandlung von innen ist die **Kanadische Dürrwurz** hilfreich: 1 EL des gerebelten Krautes mit 1 Tasse kaltem Wasser ansetzen und 2 Minuten köcheln sowie 10 Minuten ziehen lassen. 3 Tassen täglich zwischen den Mahlzeiten bei Bedarf.

Husten

Infolge von Erkältungen stellt sich sehr oft bald auch ein Husten ein. Man sollte das Husten grundsätzlich nicht unterdrücken, wie man das bei vielen beobachten kann, da sich dann in den Atemwegen Sekret ansammelt und diese verschleimt.

Schleimlösend und auswurffördernd wirkt der **Ysopsirup**: Hierfür benötigen Sie 30 g der Blüten, die Sie in ¼ l siedendes Wasser werfen. Nach einer halben Minute vom Feuer nehmen und 4 Stunden zugedeckt ziehen lassen. Fein abseihen und 500 g Zucker zufügen. Bei kleiner Flamme und unter ständigem Rühren zu Sirup einkochen. Kurz abkühlen lassen und in Gläser umfüllen. Kühl und dunkel aufbewahren. Erwachsene nehmen davon 5–6 EL voll täglich, Kinder bekommen die Hälfte.

Zur Beruhigung des Hustens eignet sich ganz vorzüglich **Huflattichtee**: 10 g Blatt und Blüte in ¼ l kaltem Wasser ansetzen, kurz aufkochen und 10 Minuten ziehen lassen. Abseihen und mit Honig gesüßt trinken.

Sehr gute Mittel zur Schleimlösung und rasch in Notfällen zubereitet sind Sirupe aus **Zwiebeln oder Rettich** (bevorzugt schwarzer Rettich). Zwiebeln finden sich zudem wohl immer im Haushalt.

Eine große geschälte Zwiebel oder 1 gründlich geputzten Rettich in Ringe bzw. dünne Scheiben schneiden. In einem Teller mit reichlich Zucker bestreuen und 5–6 Stunden zugedeckt bei Zimmertemperatur stehen lassen. Täglich 4–6 EL voll davon einnehmen. Der Sirup ist täglich frisch herzustellen und darf nicht länger als 24 Stunden stehen, da es unter Umständen sonst zur Schimmelbildung kommen kann.

Weitere nützliche Rezepte gegen Husten finden Sie unter „Bronchitis".

Insektenstiche

Um sich lästige Insekten vom Halse zu halten, wurden nicht nur alljährlich im Garten **Tomaten** angepflanzt, topfweise kamen die Gemüsepflanzen auch aufs Küchenfensterbrett. Auf diese Weise lassen sich vor allem Mücken und Wespen fernhalten.

Wespen und Mückenstiche reagieren auch gut auf Einreibungen mit **frischen Tomatenblättern**.

Insektenstiche, egal welcher Art, wurden und werden noch immer auf dem Lande ohne viel Umstände gelindert. Ein sehr einfaches Mittel und praktisch immer und überall anzuwenden, wenn andere Hilfe nicht greifbar ist, ist das Einreiben mit **Harn**. Diese Therapie mag moderne Stadtmenschen vielleicht etwas befremden, ist aber nichtsdestoweniger eine ganz hervorragende Erste Hilfe.

Trotzdem gibt es noch andere Möglichkeiten, Insektenstiche zu „verarzten": Man kann die zu behandelnde Stelle ein bis zwei Minuten mit einer **Zwiebelhälfte** einreiben.

Schwellungen nach Insektenstichen werden am besten mit einer halbierten **Knoblauchzehe** eingerieben.

Ein Umschlag mit **Heilerde** bringt in schlimmeren Fällen Schmerzlinderung und läßt die Schwellung zurückgehen. Heilerde mit wenig Wasser zu einem zähflüssigen Brei anrühren und auftragen.

Schwellungen durch Mückenstiche im Gesicht behandelt man am wirkungsvollsten mit **Spitzwegerich**. Ein Blatt etwas zerrubbeln und auflegen. Oder einige frische Blätter in ¼ l Wasser kurz kochen lassen und damit Kompressen tränken. Der Erfolg stellt sich verblüffend schnell ein.

Ischias

Bei Ischias empfiehlt sich die kombinierte Anwendung von Heilpflanzentees sowie äußerlicher Behandlung zur Linderung der Schmerzen.

Lindenaufguß: 1 TL Lindenblüten mit 1 Tasse kochendem Wasser überbrühen und zugedeckt 10 Minuten ziehen lassen. Man trinke 3–4 Tassen täglich nach oder zwischen den Mahlzeiten.

Für Auflagen bieten sich vor allem frische Efeublätter sowie Geißfußblätter (Giersch) an.
Efeuauflage: Frische Blätter des Efeus säubern bzw. kurz abspülen und auf die schmerzende Stelle legen.
Für Auflagen vom **Geißfuß** nimmt man am besten nur sehr junge Blätter. Sie werden kurz abgespült und zerquetscht. Dann legt man sie etwa halbfingerdick auf.

Für Einreibungen kann man sich einfach ein **Kräuteröl** zubereiten: 1 Handvoll frischen **Quendel** oder **Thymian** oder **Salbei** in ¼ l Speiseöl erhitzen. Abkühlen lassen, nochmals erhitzen und wieder abkühlen lassen. Fein säuberlich abseihen und in einer dunklen Flasche verkorken. Bei Bedarf wird die schmerzende Stelle mehrmals täglich mit diesem Öl eingerieben.

Juckreiz

Juckreiz, der sich infolge einer Allergie gegenüber bestimmten Nahrungs- oder Reinigungsmitteln oft am ganzen Körper einstellen kann, lindert man am besten durch gleichzeitige Anwendung von Kräuteraufgüssen sowie Kompressen oder Bädern.

Lindenblütentee: 1 EL der Blüten mit 1 großen Tasse kochendem Wasser überbrühen, 5 Minuten ziehen lassen, abseihen und schluckweise trinken. Wenn nötig, mehrere Tassen täglich.

„Hausmischung“: 1 geh. TL **Salbeiblätter**, 1 geh. TL **Quendel** und 10 **Kamillenblüten** mit ¼ l kochendem Wasser überbrühen und 5–10 Minuten zugedeckt ziehen lassen. Den Abguß tassenweise trinken.

Alantkompressen: 2 EL zerkleinerte Alantwurzel mit 1 Tasse Wasser 5 Minuten leise kochen und 10 Minuten ziehen lassen. Mit dem Abguß Kompressen tränken und auf die juckenden Stellen legen.

Bei Juckreiz am ganzen Körper lindert man diesen am einfachsten und schnellsten mit einem Vollbad. **Stärkebad:** ½ bis 1 kg Reis- oder Kartoffelstärke gut in 2–4 l kaltem Wasser auflösen, ins warme Vollbad gießen, gut verrühren. Ca. 15 Minuten im Wasser bleiben und danach möglichst von der Luft trocknen lassen. Nicht abreiben und nur in ein möglichst leichtes und luftdurchlässiges (Leinen, Baumwolle) Kleidungsstück schlüpfen.

Gut, aber nicht immer so wirkungsvoll wie die Stärke ist ein warmes Vollbad mit einigen EL **Weinessig**.

Keuchhusten

Seit gegen Keuchhusten geimpft wird, hat diese Krankheit an Gefährlichkeit eingebüßt. Sie tritt bevorzugt bis zum 10. Lebensjahr auf, doch können auch noch ältere Kinder und Erwachsene daran erkranken. Charakteristisch für die Krankheit sind sich mehrmals hintereinander wiederholende schwere Hustenanfälle, die aus mehreren Hustenstößen mit gut hörbarem Einatmen bestehen. In der Medizin spricht man von Stakkato-Husten. Auch kann es dabei zum Erbrechen von zähem Schleim kommen. In schweren Fällen sind die Augen feucht und glänzend und die Lider geschwollen. Keuchhusten ist ansteckend und bedarf der ärztlichen Versorgung. Abgesehen davon können folgende Zubereitungen hilfreich sein, die am besten mit dem Arzt abgesprochen werden.

Mohnblütenaufguß wirkt hauptsächlich hustenberuhigend: 1 TL der getrockneten Blüten vom Ackermohn mit 1 Tasse siedendem Wasser übergießen und 10 Minuten zugedeckt ziehen lassen. 2–3 Tassen täglich zwischen den Mahlzeiten.

Alantwurzelabkochung: 2 TL der zerkleinerten Wurzel mit 1 großen Tasse Wasser langsam aufkochen und 15 Minuten ziehen lassen, abseihen. Vor jeder Mahlzeit 1 Tasse davon trinken.

Katzenminzeabkochung: 1 EL des blühenden Krautes mit 1 Tasse siedendem Wasser überbrühen und 10 Minuten ziehen lassen, dann abseihen. 3 Tassen täglich zwischen den Mahlzeiten.

Kopfsalatabkochung: 50 g saubere Salatblätter in ½ l Wasser auf sehr kleiner Flamme zugedeckt 20–30 Minuten leise köcheln lassen. Der Abguß ist in kleinen Portionen zwischen den Mahlzeiten zu trinken.

Mistelpulver: ½ TL Mistelpulver aus fein geriebenen, trocknen Blättern mit Honig vermischt 1–2mal täglich einnehmen.

Efeuaufguß: 1 TL geschnittene Efeublätter mit 1 Tasse siedendem Wasser überbrühen und 10 Minuten zugedeckt ziehen lassen, abseihen. 1–2 Tassen täglich zwischen den Mahlzeiten schluckweise trinken. In Überdosierung ist Efeu giftig.

Kopfschmerzen

Kopfschmerzen können vielerlei Gründe haben. Manchmal treten sie einfach infolge einer Überreizung auf, in anderen Fällen kann eine schlechte Verdauung daran schuld sein. Wer ständig unter Kopfschmerzen leidet, muß die Ursache vom Arzt herausfinden lassen. Es kann sich

u. U. hinter den Schmerzen ja auch eine ernsthaftere Krankheit verbergen, die entsprechend behandelt werden will.

Ein **Quendelabguß** schafft Erleichterung bei erkältungsbedingten Kopfschmerzen: 2–3 Ästchen mit 1 Tasse kochendem Wasser überbrühen und zugedeckt 10 Minuten ziehen lassen. Sofort trinken.

Kopfschmerzen, die durch nervliche Angespanntheit auftreten, behandelt man am besten mit **Ehrenpreis**: 1 geh. EL Blüten mit 1 Tasse kochendem Wasser überbrühen und zugedeckt 10 Minuten ziehen lassen. Dann abseihen.

Ein **Gänseblümchentee** hilft speziell bei durch die Leber bedingten Kopfschmerzen: 1 gestr. EL Blüten und Blätter mit 1 Tasse kochendem Wasser übergießen und zugedeckt 10 Minuten ziehen lassen.

Verdauungsbedingte Kopfschmerzen sprechen am besten an auf: Angelika, Basilikum und Bitterklee. 10 g zerkleinerte und getrocknete Wurzel der **Angelika** (Angelica) mit 1 großen Tasse kaltem Wasser ansetzen und aufkochen lassen. Vom Feuer nehmen und 5–10 Minuten ziehen lassen, dann abseihen.

1 geh. EL voll **Basilikum** mit 1 Tasse kochendem Wasser überbrühen und zugedeckt 5 Minuten ziehen lassen, abseihen.

1 geh. TL **Bitterklee** mit 1 Tasse kochendem Wasser überbrühen und zugedeckt 5 Minuten ziehen lassen, abseihen.

Krampfadern

Krampfadern entstehen bekanntlich bevorzugt bei – meist angeborener – Bindegewebsschwäche und werden durch Schwangerschaften, Fettleibigkeit, Verstopfung und dauerndes Stehen noch gefördert. Da Krampfadern längst nicht nur als ein „Schönheitsfehler" zu betrachten sind, sondern Venenentzündungen und gar Thrombosen heraufbeschwören können, sollten sie frühzeitig und bestmöglich gepflegt werden.

Grundsätzlich im Sitzen und Liegen die Beine hochlegen. Das Fußende des Bettes sollte etwa um 30 Zentimeter erhöht sein, damit das Blut aus den Venen besser zurückfließen kann.
Ratsam ist ebenfalls regelmäßiges Wassertreten. Das kann auch zu Hause in der knapp halbgefüllten Wanne geschehen. Die Anwendung erfolgt am besten täglich, jeweils 2–3 Minuten, nicht länger.

Heilerdepflaster: Die Heilerde mit Wasser anrühren und in Mull eingeschlagen gut fingerdick auf die Krampfadern legen. In Ruhe eine Stunde wenigstens einwirken lassen.

Kohlumschläge: Einige frische Kohlblätter vom Mittelstrunk befreien, mit einem Nudelholz oder einer Flasche mürbe rollen und auf die Krampfadern in 2–3 Lagen bringen und mit einer Mullbinde umwickeln. Mindestens 3–4 Stunden wirken lassen.

Hirtentäschelpflaster: Frisches Hirtentäschelkraut zerquetschen, auf die Krampfadern legen und mit einer Mullbinde umwickeln. Etwa 1 Stunde einwirken lassen.

Gundelrebensalbe: 1 Handvoll Gundelrebe in 250 g gutem, ungesalzenem und zerlassenem Schmalz oder ¼ l gutem Speiseöl ansetzen und über Nacht ziehen lassen. Am nächsten Tag nochmals kurz aufwärmen und abseihen. Die Salbe bzw. das Öl wird zum leichten Massieren der Krampfadern benutzt.

Zur Behandlung von innen eignen sich folgende zwei Kräuterteemischungen:
Mischung I: Je 1 TL **Schafgarbe**, **Malve** und **Löwenzahnblätter** mit 1 großen Tasse siedendem Wasser überbrühen und zugedeckt 5 Minuten ziehen lassen. Abgießen. 2–3 Tassen täglich vor den Mahlzeiten.

Mischung II: Je 1 TL **Majoran, Basilikum** und **Minze** mit 1 Tasse kochendem Wasser überbrühen und zugedeckt 5–10 Minuten ziehen lassen. 2–3 Tassen täglich nach dem Essen, aber nicht abends.

Krampfadergeschwüre

Zur äußerlichen Behandlung von Krampfadergeschwüren eignen sich sehr gut **Heilerdepflaster** und **Kohl**umschläge, wie unter „Krampfadern“ beschrieben. Ebenfalls helfen folgende Anwendungen:

Bärenklaukompressen: 20 g getrocknete und zerkleinerte Wurzel vom Bärenklau in ½ l kaltem Wasser ansetzen, aufkochen und 15 Minuten zugedeckt auf kleiner Flamme weiterkochen lassen. Vom Herd nehmen und 30 Minuten ziehen lassen, dann abseihen. Der Abguß kann für Kompressen und Waschungen gebraucht werden.

Zinnkrautabkochung: 1 Handvoll Zinnkraut mit ½ l kaltem Wasser zum Kochen bringen, 15 Minuten auf kleiner Flamme und zugedeckt weiterkochen, danach 15 Minuten ziehen lassen. Abseihen und für Kompressen oder Waschungen benützen.

Stiefmütterchen: Es wird gleichzeitig innerlich wie äußerlich angewandt, als Tee sowie als Kompressen.
Für Kompressen setzt man 30 g in ½ l kaltem Wasser abends an und läßt das Ganze über Nacht stehen. Am Morgen nur aufkochen und 15 Minuten ziehen lassen. Den Abguß für Kompressen verwenden.
Für den Tee werden 1 EL Stiefmütterchen in 1 Tasse kaltem Wasser zum Kochen gebracht. 10 Minuten zugedeckt ziehen lassen und abseihen.
Die Kompressen werden 2–3mal täglich angewandt, vom Tee trinkt man 3 Tassen täglich zwischen den Mahlzeiten.

Leberfunktion (ungenügende)

Bei ungenügender Leberfunktion tragen etliche Heilpflanzentees zur Verbesserung bei.

Wasserdost: 1 TL der getrockneten und zerkleinerten Wurzel mit 1 Tasse Wasser aufkochen lassen, 15 Minuten ziehen lassen und abseihen. Es können täglich 3 Tassen vor den Mahlzeiten getrunken werden.

Enzian-Minze-Mischung: 1 TL zerkleinerte Enzianwurzel und 1 TL Minze mit 1 Tasse kochendem Wasser überbrühen, 10 Minuten zugedeckt ziehen lassen und abseihen.

Waldmeister: 1 TL der Blüten mit 1 Tasse kochendem Wasser überbrühen und kurz ziehen lassen. Man trinke nicht mehr als 2 Tassen täglich vor den Mahlzeiten. Stärkere Anwendung bzw. höhere Dosierung kann zu Vergiftungserscheinungen (Kopfschmerzen und Übelkeit) führen. Wer blutgerinnungshemmende Medikamente einnehmen muß, darf Waldmeister wegen seines Cumaringehaltes nicht gebrauchen.

Für 500 g **Leber-Galle-Tee**mischung: 200 g Löwenzahn (Kraut und Wurzel), 200 g Ringelblume, 40 g Waldmeister, 60 g Thymian. 1 geh. TL der Mischung mit 1 Tasse siedendem Wasser überbrühen und zugedeckt 10 Minuten ziehen lassen. Abseihen und eventuell mit Honig gesüßt trinken. Die Anwendung erfolgt bevorzugt kurweise, sofern nicht anders angegeben. Getrunken werden täglich 2–3 Tassen zwischen oder vor den Mahlzeiten.

Lungenemphysem

Abgesehen davon, daß ein Lungenemphysem unter ärztliche Kontrolle gehört, bieten sich in der Natur- und Volksheilkunde einige Zubereitungen gegen das oft in höherem Alter auftretende Leiden an, die lindernd wirken.

Königskerzenaufguß: 1 EL der Blüten mit 1 Tasse kochendem Wasser überbrühen und 10 Minuten zugedeckt ziehen lassen. Der feinen Härchen wegen sehr fein abseihen, am besten durch einen Papierfilter. 3 Tassen täglich vor den Hauptmahlzeiten.

Pappelkätzchentropfen: 20 g Pappelkätzchen in 100 ml 90 %igem Alkohol ansetzen und eine Woche ziehen lassen. Abgießen, auspressen und fein abseihen. Kurweise 3mal täglich 30 Tröpfchen in einem Glas lauwarmem Wasser vor den Mahlzeiten.

Immergrünwein: 70 g zerkleinerte Immergrünblätter in 0,7 l gutem Weißwein 10 Tage verschlossen ziehen lassen. Abgießen, die Blätter ausdrücken und fein abseihen. 3 mal täglich ½–1 Gläschen voll vor den Hauptmahlzeiten.

Nußblattwein: 40 g getrocknete Walnußblätter in 1 Flasche Weißwein 10 Tage ziehen lassen. Abgießen, auspressen und fein abseihen. 3 mal täglich 1 Gläschen vor den Hauptmahlzeiten.

Zehrblumentinktur: 20 g geriebene Wurzel der Betonie 7–10 Tage in 100 ml 90%igem Alkohol in einer verschlossenen Flasche ziehen lassen. Fein abseihen und wieder in die Flasche füllen. Kurweise 3 mal täglich 10 Tropfen in ½ Glas lauwarmem Wasser vor den Mahlzeiten.

Lungenkrautaufguß: 1 EL blühendes Kraut mit 1 Tasse siedendem Wasser überbrühen, 10 Minuten zugedeckt ziehen lassen, abseihen. 3 Tassen täglich vor den Hauptmahlzeiten.

Lungenentzündung

Selbstredend muß die Behandlung bei dieser Erkrankung in erster Linie dem Arzt überlassen bleiben. Zur unterstützenden Behandlung dürfen folgende Kräuterzubereitungen angeraten werden.

Königskerzenabkochung: 40 g Kraut in 1 l kaltem Wasser 2 Stunden ziehen lassen, anschließend auf kleiner Flamme zugedeckt 10 Minuten kochen lassen. Abseihen und nochmals durch einen Papierfilter gießen (der feinen Härchen wegen). Getrunken werden üblicherweise 3–4 Tassen täglich vor den Mahlzeiten.

Borretschaufguß: 1 EL Borretsch mit 1 Tasse kochendem Wasser überbrühen und zugedeckt 10 Minuten ziehen lassen. Abseihen. Man trinke 3 Tassen täglich zwischen den Mahlzeiten.

Zinnkrautabkochung: 50 g geschnittenes Zinnkraut 1 Stunde in ½ l kaltem Wasser ziehen lassen. Danach 15 Minuten zugedeckt auf kleiner

Flamme köcheln lassen, 15 Minuten ziehen und abseihen. Über den Tag verteilt tassenweise trinken.

Abkochung von Schlüsselblumenwurzel: 1 EL kleingeschnittene Wurzel 15 Minuten in 1 Tasse kaltem Wasser ziehen lassen. Zum Kochen bringen und nochmals 10 Minuten ziehen lassen. 3 Tassen täglich zwischen den Mahlzeiten.

Veilchenaufguß: 1 geh. EL der Blüten mit 1 Tasse siedendem Wasser überbrühen und 10 Minuten abgedeckt ziehen lassen. 2–3 Tassen täglich vor den Mahlzeiten.

Magerkeit

Heranwachsende wie Erwachsene, die infolge von Appetitmangel oder als schlechte „Futterverwerter" untergewichtig sind oder unter allgemeiner Schwäche ohne besondere organische Ursachen leiden, werden heute wie früher mit gutem Erfolg mit folgenden Mitteln „aufgebaut".

Gerstengrütze mit Buttermilch: In ½ l Buttermilch 100 bis 125 g Gerstengrütze geben, 1 Prise Salz beifügen und auf kleiner Flamme kochen. Beim Servieren mit Rahm oder mit Honig gesüßter Milch übergießen und einem Klacks Butter und einigen Rosinen garnieren.

Bockshornkleesamen: 1 TL gemahlene Samen mit reichlich Honig oder Marmelade vermischen, täglich vor dem Mittag- und Abendessen einnehmen.

Daneben kann untenstehende **Kräutermischung** für einen Teeaufguß empfohlen werden: Je 1 gestr. TL **Bohnenkraut** und **Minze** sowie 5 **Kamillenblütenköpfe** mit 1 Tasse siedendem Wasser überbrühen, 5 Minuten zugedeckt ziehen lassen und abseihen. Mit Honig gesüßt jeweils 1 Tasse vor den beiden Hauptmahlzeiten trinken.

Es ist darauf zu achten, daß der Betreffende täglich an die frische Luft kommt und ausreichend Schlaf erhält. Empfehlenswert ist überdies tägliches Wassertreten (nachmittags 2 Minuten in kaltem Wasser) oder morgendliches Tautreten, sofern die Möglichkeit dazu besteht.

Mandelentzündung

Zur Entzündung der Gaumenmandeln kommt es nicht selten infolge einer Erkältung oder eines grippalen Infektes. Schwellung der Mandeln, Stechen im Hals und Schluckbeschwerden sind einige der Anzeichen dafür.
Schwerere Fälle von Mandelentzündung gehören heute in die ärztliche Praxis. In offensichtlich leichten Fällen können folgende Mittel helfen oder auch zur Unterstützung der ärztlichen Behandlung herangezogen werden.

Zitrone: Den Saft einer halben Frucht in 1 Glas lauwarmes Wasser pressen und damit gurgeln.

Jodtinktur: 3–5 Tropfen in ½ Glas lauwarmes Wasser rühren und 3 mal täglich gurgeln.

Odermennig: 100 g getrocknetes Kraut in 1 l kaltem Wasser ansetzen und auf kleiner Flamme 10 Minuten köcheln lassen. Abseihen und über den Tag verteilt zum Gurgeln benutzen.
Als **Tee** zubereitet gebraucht man 15 g Odermennig, der mit ½ l kochendem Wasser überbrüht wird. 5–10 Minuten zugedeckt ziehen lassen und abseihen. Auf 2–3 Tassen über den Tag verteilt mit Honig gesüßt trinken.

Eichenrinde: 50 g Eichenrinde in 1 l kaltem Wasser ansetzen und 10 Minuten köcheln sowie 10 Minuten ziehen lassen. Mit dem Abguß mehrmals täglich gurgeln.

Erdbeer- oder Brombeerblätter: 50 g der Blätter in 1 l kaltem Wasser ansetzen, kräftig aufkochen und 10 Minuten ziehen lassen. Mit dem Abguß (eventuell nochmals kurz aufwärmen) mehrere Mal pro Tag gurgeln.

Ein sehr gutes Mittel zum Gurgeln ist schließlich noch ein starker Abguß von **Eibischwurzeln**: 30 g getrocknete und zerkleinerte Wurzel in 1 l kaltem Wasser ansetzen und 15 Minuten schwach kochen lassen. Damit mehrere Male am Tag gurgeln.

Heilerdeumschläge sind eine sehr wirksame Behandlung bei Mandelentzündung von außen. Dafür nehme man ein Stück Mullstoff von der Größe ca. 25 cm × 10 cm. Man rühre 5–10 EL Heilerde mit lauwarmem Wasser zu einem dickflüssigen, aber gut streichbaren Brei. Dieser wird etwa fingerdick in der Größe 10 cm × 10 cm auf den Stoff gestrichen. Den noch freigebliebenen Stoff darüberklappen und Umschlag auf den Hals des Patienten legen. Mit einem Leintuch umwickeln und zwei Stunden auflassen. Dreimal täglich mit stets neuer Zubereitung anwenden.

Kohlumschläge: Einige frische, möglichst kräftig gefärbte Kohlblätter von den dicksten Rippen befreien, mit dem Nudelholz etwas mürbe walken und in 2–3 Schichten auf den Hals legen. Mit einem feinen Leinenstreifen umwickeln. Die Umschläge werden mehrmals täglich erneuert, sobald das Gefühl von Wärme oder Hitze am Hals auftritt. Kohlumschläge lindern die Schmerzen und wirken der Entzündung entgegen.

Magenschleimhautentzündung

Übermäßiges Essen oder Trinken, zu heiße oder zu kalte Speisen, Nikotinmißbrauch, aber auch Aufregungen und außergewöhnliche andauernde seelische Belastungen schlagen nicht selten auf den Magen und fördern eine Magenschleimhautentzündung oder Gastritis.
Die verursachenden Faktoren müssen natürlich möglichst ausgeschaltet und die Entzündung gezielt behandelt und auskuriert werden, damit es nicht zur chronischen Entzündung kommt, welche sehr häufig wiederum zu Magengeschwüren führt.

Ein ganz außergewöhnliches Mittel zur Ausheilung von Magenschleimhautentzündung und unbedingt auch bei Magengeschwüren nach Absprache mit dem Arzt einen Versuch wert ist **Kohlsaft**, den man am einfachsten mit Hilfe eines modernen elektrischen Entsafters herstellt. Vom rohen frischgepreßten Saft sollten täglich zwei bis drei Gläser schluckweise zwischen und vor den Mahlzeiten getrunken werden.

Die Heilkraft dieser Therapie bestätigten übrigens Versuche an der Medizinischen Fakultät von Stanford. Von 65 Patienten mit Magengeschwüren, die allein mit Kohlsaft behandelt worden waren, konnten 62 innerhalb von drei Wochen geheilt werden.

Als Kräuterzubereitungen sind Gundelrebe und Fenchel hilfreich.
Gundelrebenaufguß: 1 geh. EL Gundelrebe mit 1 Tasse kochendem Wasser überbrühen, 10 Minuten ziehen lassen und abseihen. Man trinke 3 Tassen täglich zwischen den Mahlzeiten.

Fenchelmischung: Je 1 gestr. TL voll zerstoßenem Fenchel- und Anissamen sowie Salbei mit 1 großen Tasse kochendem Wasser überbrühen und 5–10 Minuten zugedeckt ziehen lassen. Man trinke jweils 1 Tasse nach jeder Mahlzeit.

Masern

Zur Unterstützung der Behandlung bei Masern sowie Röteln und zur Beschleunigung des Krankheits- bzw. Genesungsverlaufs eignen sich vor allem Kräutertees.

Holunderblütenaufguß: 1 EL davon mit 1 Tasse kochendem Wasser überbrühen, 10 Minuten ziehen lassen und abseihen. Über den Tag verteilt 3–4 Tassen trinken.

Veilchenaufguß: 1 EL der Blüten mit 1 Tasse Wasser überbrühen und zugedeckt 5 Minuten ziehen lassen. 3 Tassen täglich.

Brombeerblättertee: 1 EL frische, saubere oder getrocknete Brombeerblätter mit 1 großen Tasse Wasser 2 Minuten zugedeckt köcheln lassen, 10 Minuten ziehen und abseihen. 3 Tassen täglich zwischen den Mahlzeiten.

Borretschabkochung: 40 g Blüten in ½ l kaltem Wasser in einem Steingutgefäß etliche Stunden ziehen lassen. Aufkochen, 15 Minuten stehen lassen und abseihen. Den Absud über den Tag verteilt tassenweise trinken.

Migräne

Migräne entsteht durch eine Verkrampfung der Gehirngefäße, was zu einem meist halbseitigen Kopfschmerz führt. Neben starken Kopfschmerzen treten meist auch Müdigkeit und allgemeines Unbehagen sowie Lichtempfindlichkeit auf. Linderung verschaffen in den meisten Fällen verschiedene Behandlungen.

Lindenblütenaufguß: 1 TL davon mit kochendem Wasser überbrühen und zugedeckt 10 Minuten ziehen lassen. Den Abguß davon mit wenig Honig gesüßt trinken.

Kamillentee: 1 EL Blüten mit 1 Tasse kochendem Wasser überbrühen, kurz ziehen lassen und abseihen.

Minzetee: 1 geh. TL mit 1 Tasse Wasser überbrühen, 5 Minuten ziehen lassen und abseihen. Ab dem späten Nachmittag sollte Minze allerdings nicht mehr angewandt werden. Ihrer belebenden Wirkung wegen kann sie am Einschlafen hindern.

Baldrianpulver: 1 TL gepulvertes Baldriankraut mit Honig zu einer geschmeidigen Paste verarbeiten und langsam im Mund zergehen lassen.

Migränetee: Wer häufig unter Migräne zu leiden hat, sollte vielleicht einmal folgende Kräutermischung versuchen: je 25 g **Kamillenblüten, Majoran, Eisenkraut** und **Lindenblüten** gut vermischen und luftdicht in einem dunklen Glas aufbewahren.
Bei Bedarf überbrühe man 1 geh. TL davon mit 1 Tasse kochendem Wasser. 5 Minuten ziehen lassen und abseihen. Man trinke zwei bis drei Tassen täglich.

Zur äußerlichen Behandlung empfehlen sich bei Migräne **Wechselfußbäder**: Dafür füllt man einen Eimer mit kaltem, einen anderen mit warmem Wasser. Die Füße zuerst etwa 5 Minuten in das warme Wasser geben, anschließend 5–10 Sekunden in das kalte Wasser. Noch ein- bis zweimal wiederholen. Grundsätzlich mit warmem Wasser beginnen und kaltem aufhören.

Linderung verschaffen oft auch Kompressen mit **Essigsaurer Tonerde**: Damit ein etwa stirngroßes mehrmals zusammengefaltetes Stück Leinenstoff tränken und auflegen.

Zumindest einen Versuch wert, auch wenn manche darüber schmunzeln mögen: 1 Stück **Kupfer** auf die Stirn legen.

Milzstau

Zur unterstützenden Behandlung können verschiedene Kräutertees herangezogen werden.

Löwenzahn: 20 g gerebeltes Kraut und 10 g zerkleinerte Wurzel in ½ l kaltem Wasser 1 Stunde stehen lassen. Aufkochen und nochmals 15 Minuten stehen lassen. Abgießen. 1 Tasse vor den Hauptmahlzeiten.

Eisenkraut: 30 g davon ½ Stunde in ½ l kaltem Wasser stehen lassen, kurz aufkochen und 10 Minuten zugedeckt ziehen lassen. Jeweils 1 Tasse Abguß vor dem Mittag- und Abendessen.

Menstruationsschmerzen

Schmerzen, die zu Beginn der Regelblutung bei vielen jungen Frauen und Mädchen im Unterbauch und im Rücken auftreten, müssen noch keine schwerwiegende organische Ursache haben, beeinträchtigen aber das allgemeine Wohlbefinden mitunter recht wesentlich. Lindernd und entspannend wirken in diesem Fall eine ganze Reihe an Heilpflanzentees.

Kamillentee: 1 gestr. EL Kamillenblüten mit 1 Tasse siedendem Wasser überbrühen und 5–10 Minuten ziehen lassen, abgießen. Man trinke 3 Tassen täglich zwischen oder vor den Mahlzeiten oder je nach Bedarf. Zu beachten ist allerdings grundsätzlich, daß Kamillentee, nach dem Essen getrunken, Magenschmerzen verursachen kann.

Kräutermischung: Je 1 gestr. TL **Lindenblüten, Majoran** und **Ysopblüten** mit 1 Tasse siedendem Wasser überbrühen und 5 Minuten ziehen lassen, abseihen. Man trinke 2 Tassen täglich morgens und abends, 2 Tage vor der zu erwartenden Regelblutung beginnend.

Krampflösend und schmerzlindernd wirkt ebenfalls ein Aufguß aus je 1 TL **Minze** und **Melisse**, die mit 1 Tasse siedendem Wasser überbrüht werden und 6–10 Minuten ziehen sollen. Getrunken wird eine Tasse von diesem Aufguß bei Bedarf. Abends allerdings kann Minze am Einschlafen hindern.

Eine **Wacholderabkochung** wirkt außerdem wassertreibend und ist daher in jenen Fällen nützlich, in denen es vor der Menstruation zu stärkeren Wasseransammlungen im Gewebe (geschwollene Füße und Hände beispielsweise) kommt. 1 gestr. EL der zerdrückten Beeren mit 1 Tasse siedendem Wasser übergießen und zugedeckt 10 Minuten ziehen lassen, abseihen. Man bereite sich 2–3 Tassen täglich zwischen den Mahlzeiten.

Menstruationsstörungen

Bei zu starker und verlängerter Menstruation können folgende Zubereitungen helfen.

Hirtentäschelwein: 125 g frisches, blühendes Hirtentäschelkraut ohne Früchte in 1 Flasche trockenem Weißwein an einem kühlen und dunklen Ort 1 Woche ziehen lassen. Fein abseihen und wieder in die gesäuberte Flasche füllen. Davon nehme man bei Bedarf jede Stunde 1 EL voll.

Hirtentäschelaufguß: 1–2 TL getrocknetes Hirtentäschelkraut mit 1 Tasse siedendem Wasser überbrühen und abkühlen lassen. Abseihen und in kleinen Schlucken über den Tag verteilt 1–2 Tassen trinken.

Schafgarbenaufguß: 1 TL getrocknetes Kraut mit 1 Tasse siedendem Wasser übergießen und 10 Minuten zugedeckt ziehen lassen, abseihen. Man trinke nicht mehr als 2 Tassen davon über den Tag verteilt zwischen den Mahlzeiten. Gleichzeitiger Genuß von Alkohol oder Kaffee kann zu Kopfschmerzen führen.

Bei häufig unregelmäßig auftretender bzw. oft verspäteter Regelblutung haben nachstehende Zubereitungen eine fördernde Wirkung.

Petersilienaufguß: 2 TL frische, feingeschnittene Petersilie mit 1 Tasse kochendem Wasser überbrühen und 10 Minuten ziehen lassen, danach abseihen. Man trinke zweimal täglich 1 Tasse davon zwischen den Mahlzeiten und beginne mit der Anwendung 2–4 Tage vor dem normal zu erwartenden Einsetzen der Menstruation.

Ringelblumenaufguß: 1 EL der Blüten mit 1 Tasse kochendem Wasser überbrühen und 5 Minuten ziehen lassen. Man trinke 3 Tassen täglich, jeweils vor den Mahlzeiten. Die Anwendung soll 2–3 Tage vor der normal zu erwartenden Regeblutung beginnen.

Salbeiaufguß: 1 EL Salbei mit 1 Tasse kochendem Wasser übergießen und zugedeckt 5–10 Minuten ziehen lassen. Abseihen. Man trinke 2 Tassen täglich zwischen den Mahlzeiten und beginne damit einige Tage vor dem zu erwartenden normalen Einsetzen der Menstruation.

Länger anhaltende Störungen der Menstruation sollten selbstredend vom Arzt abgeklärt werden. Wichtig für einen normalen Zyklus bzw. zur Besserung von Beschwerden sind reichlich Bewegung und viel frische Luft. Nicht unberücksichtigt darf bleiben, daß Menstruationsschmerzen und auch Störungen sehr häufig seelische Ursachen haben.

Mundfäule

Grundsätzlich sollte die Ursache von Mundfäule durch eine ärztliche Diagnose geklärt werden. Für die lokale Mundhygiene eignen sich folgende Mittel. Bei Neigung zu Mundfäule sollte man in jedem Fall scharf schmeckende Käsesorten und Nüsse meiden.

Mundspülung mit **Zitrone und Honig**: Den frisch gepreßten Saft einer Zitrone mit ½ Glas warmem Wasser und 1 TL flüssigem Honig gut verrühren.

Möhrenkrautabguß (das Grüne der Wurzeln): 1 Handvoll frisches, gewaschenes Möhren- oder Karottenkraut in ½ l kaltem Wasser ansetzen und 5–10 Minuten leise kochen lassen. Vom Herd nehmen, 10 Minuten zugedeckt noch stehen lassen und den Abguß lauwarm für Mundspülungen benützen.

Heidelbeeren: 1 Handvoll frische oder auch getrocknete Heidelbeeren langsam und ausgiebig kauen.

Salbeisud: 1 Handvoll frische Salbeiblätter in ½ l kaltem Wasser zum Kochen bringen. Auf kleiner Flamme zugedeckt 5 Minuten weiterkochen und dann 10 Minuten ziehen lassen. Wie mit den übrigen Mitteln auch mehrmals täglich spülen.

Mundgeruch

Unangenehmer Geruch aus dem Mund kann vielerlei Ursachen haben, denen man zur endgültigen Beseitigung natürlich auf den Grund gehen sollte. Magen- und Darmstörungen können Mundgeruch genauso verursachen wie einfache Entzündungen in der Mundhöhle oder Zahnfäule. Bis die Ursache behandelt ist, kann man sich mit folgenden einfachen Mitteln helfen.

Zum Mundspülen und Gurgeln eignen sich **Kräuterabgüsse** von **Minze**, von **Kamillenblüten**, von **Salbei**. 1 Handvoll des Krautes in ½ l kaltem

Wasser ansetzen und 5 Minuten leise kochen sowie kurz ziehen lassen. Wenigstens zweimal täglich anwenden.

Heilerde: 1 TL Heilerde (für innere Anwendung erhältlich in der Apotheke) in 1 Glas Wasser verrühren und über Nacht stehen lassen. Am Morgen aufrühren und trinken. Möglichst kein Leitungswasser, sondern Brunnenwasser oder auch kohlensäurefreies, leichtes Mineralwasser gebrauchen. Heilerde kann u. U. Verstopfung verursachen. In diesem Fall sollte die Behandlung einige Tage abgebrochen und dann mit anderen Mengen begonnen werden: ½ TL Heilerde auf 2 Gläser Wasser, jeweils zur Hälfte morgens und abends oder vor den Hauptmahlzeiten trinken. Kinder erhalten grundsätzlich die Hälfte der angegebenen Heilerdemenge.

Zum Gurgeln und für Mundspülungen eignen sich noch Abkochungen von **Zinnkraut**: Man nimmt davon 1 EL pro ¼ l Wasser und setzt das Ganze kalt an. Zum Kochen bringen und 10–15 Minuten auf kleiner Flamme weiterkochen lassen. Abseihen und zweimal täglich anwenden.

Wegwarte: 20 g Kraut und zerkleinerte Wurzel in ½ l kaltem Wasser langsam zum Kochen bringen. Vom Herd nehmen und zugedeckt 15 Minuten ziehen lassen, danach abseihen. Man trinke davon jeweils eine Tasse vor dem Essen.

Kamille: 10 Blütenköpfe mit 1 Tasse kochendem Wasser überbrühen und zugedeckt 5–10 Minuten ziehen lassen, dann abseihen. 1 Tasse vor den beiden Hauptmahlzeiten.

Muntermacher

Wer sich nach einem anstrengenden Arbeitstag wie zerschlagen fühlt, nichtsdestoweniger aber auch am Abend noch in frischer Verfassung sein muß, der kann sich folgender Muntermacher bedienen.

Fußbad mit Salz: In ein nicht zu heißes Fußbad 1 Handvoll Salz geben und ca. 10 Minuten darin wassertreten.

Quendelbad: 2–3 Handvoll Quendel oder auch Thymian in 2–3 l kaltem Wasser ansetzen und langsam zum Kochen bringen. 10–15 Minuten auf kleiner Flamme zugedeckt weiterkochen lassen. Abseihen und ins vorbereitete nicht zu heiße Vollbad gießen.

Noch anregender wirkt ein Vollbad mit **Minze** oder auch **Majoran**. Der Abguß für das Bad wird zubereitet wie für das Quendelbad. Man bleibt 10–15 Minuten in der Wanne.

Muskelschmerzen

Bei Muskelschmerzen nach ungewohnter körperlicher Betätigung oder Verspannungen infolge Überanstrengungen wirken verschiedene Tees, Umschläge und Bäder entkrampfend und lindernd.

Für einen Teeaufguß übergieße man 1 gestr. EL **Kanadische Dürrwurz** mit 1 Tasse kaltem Wasser, dann aufkochen und 10 Minuten ziehen lassen. 2–3 Tassen täglich zwischen den Mahlzeiten.

Schmerzlindernde Kompressen macht man mit einer **Abkochung von Wiesenkönigin**: 2 Handvoll des Krauts in ½ l kaltem Wasser ansetzen, 10 Minuten zugedeckt auf sehr kleiner Flamme köcheln lassen, kurz ziehen lassen und abseihen. Warme Kompressen damit auflegen.

Umschläge lassen sich aus frischen Blättern der **Klette** herstellen: Mit kochendem Wasser überbrühen und auf die schmerzenden Stellen legen.

Sehr hilfreich sind **Schmalzpflaster mit Wallwurz und Gänsefingerkraut**: 1 Teil Schweineschmalz mit der halben Menge frischem, zerquetschtem Gänsefingerkraut und 2 Teilen geschabten frischen Wurzeln von der Wallwurz (Beinwell) verarbeiten, erwärmen und auf die schmerzende Stelle streichen. Längere Zeit einwirken lassen.

Wichtig ist bei Muskelschmerzen grundsätzlich Wärme. Auch warme Bäder tun gut, beispielsweise mit einem entspannenden Absud von **Tan-**

nennadeln: 2 Handvoll davon in 3–4 l kaltem Wasser ansetzen und 15 Minuten zugedeckt auf kleiner Flamme köcheln lassen. Abseihen und ins Badewasser gießen.

Ein **Wacholderbeerbad** für denselben Zweck stellt man folgendermaßen her: 1 Handvoll Beeren zerdrücken und 2–3 Stunden in 2 l kaltem Wasser ziehen lassen. Danach langsam zum Kochen bringen und zugedeckt auf kleiner Flamme 15 Minuten kochen lassen. Vom Herd nehmen, abseihen und den Absud ins Badewasser geben. 10–15 Minuten in der Wanne bleiben und danach wenigstens eine Viertelstunde Ruhe.

Nasenbluten

Nasenbluten ist in den meisten Fällen harmlos und kommt sehr oft bei in der Nase bohrenden Kindern oder bei dünner, trockener Nasenschleimhaut vor. Bei älteren Menschen kann häufiges Nasenbluten Zeichen einer Arteriosklerose, aber auch von Bluthochdruck und Lebererkrankungen sein. Wer häufig unter Nasenbluten leidet, egal in welchem Alter, soll sich in ärztliche Praxis begeben. In harmlosen Fällen und als erste Hilfe haben sich diese Behandlungen bewährt:

Ein **naßkaltes Tuch** auf den Nacken legen und einen mit kaltem Wasser getränkten kleinen Wattebausch in das blutende Nasenloch stecken bringt die Blutung meist innerhalb kürzester Zeit zum Stehen.

Die **Fadenmethode** hilft meist, wenn ein naßkaltes Tuch nicht die gewünschte Wirkung zeigt: Um den Finger einer Hand einen dünnen, aber reißfesten Faden wickeln oder ein dünnes Gummi, so daß die Blutversorgung etwas behindert wird. Faden oder Gummi dürfen also ruhig etwas einschneiden. Um den Unterarm der anderen Seite einen Stoffgürtel oder ähnliches fest binden. Nach etwa 2–3 Minuten, aber keinesfalls länger als fünf Minuten, Gürtel und Faden wieder abnehmen. Durch diese Maßnahme kommt es im Blut zur verstärkten Produktion von gerinnungsfördernden Substanzen; das Nasenbluten wird gestoppt.

Immergrün: 1 frisches sauberes Blatt etwas zerrubbeln, zusammenrollen und in das blutende Nasenloch stecken.

Hirtentäschel: Aus einem Stengel frischen Saft pressen und einschnupfen oder auf einen kleinen Wattebausch träufeln und ins Nasenloch stekken.

Salzwasser: 1 EL Salz in 1 Tasse warmen Wasser auflösen und davon wiederholte Male „schnupfen".

Nervenkrise

Im Fall einer akuten Nervenkrise wirken untenstehende Kräutertees beruhigend, entspannend und entkrampfend.

Kräutermischung: Je 1 TL **Melisse, Minze** und zerstoßene **Anissamen** mit 1 Tasse siedendem Wasser überbrühen, 10 Minuten ziehen lassen und abseihen. 1 Tasse mit Honig gesüßt bei Bedarf sowie 3 Tassen täglich zwischen den Mahlzeiten während der kritischen Zeit.

Lindenblütenaufguß: 1 EL der Blüten mit 1 Tasse siedendem Wasser überbrühen, zugedeckt 5–10 Minuten ziehen lassen und abseihen. Bei Bedarf 1 Tasse schluckweise mit Honig gesüßt, sonst 3 Tassen täglich in einer kritischen Phase, zwischen den Mahlzeiten und vor dem Schlafengehen.

Waldmeisteraufguß: 1 geh. TL des Krautes mit 1 Tasse siedendem Wasser übergießen, 5 Minuten ziehen lassen. Bevorzugt nur 1 Tasse bei Bedarf, nicht mehr als 2 Tassen täglich. Höhere Dosen können zu leichten Vergiftungen mit Kopfweh und Übelkeit führen. Schwangere Frauen sollten keinen Gebrauch davon machen.

Tonisierend wirkt eine **Salbeiabkochung**: 1 gestr. EL davon mit 1 Tasse kaltem Wasser aufkochen lassen. 10 Minuten ziehen und abseihen. 3 Tassen täglich zwischen den Mahlzeiten sowie bei akutem Bedarf.

Nervenstärkung

Tonisierende und nervenstärkende Mittel müssen über längere Zeit regelmäßig oder kurweise eingenommen werden. Alkoholische Zubereitungen eignen sich natürlich nur für Erwachsene, die Tees auch für Kinder.

Andornwein: 40 g getrocknetes Andornkraut in 1 Flasche gutem Weißwein ansetzen und 10–14 Tage ziehen lassen. Abgießen, das Kraut auspressen und die gesamte Flüssigkeit fein abseihen. Wieder in der ausgespülten Flasche verschließen. Je 1 Gläschen davon vor dem Mittag- und Abendessen trinken.

Taubnesselabkochung: 1 EL getrocknete weiße Taubnessel mit 1 großen Tasse kaltem Wasser aufkochen und zugedeckt 10 Minuten ziehen lassen, dann abseihen. Man trinke 2–3 Tassen täglich zwischen den Mahlzeiten mit Honig gesüßt.

Eisenkrautaufguß: 1 gestr. EL des getrockneten Krauts mit 1 Tasse kochendem Wasser überbrühen, 10 Minuten ziehen lassen und abseihen. 3 Tassen täglich nach den Mahlzeiten.

Nervosität

Nervösen Kindern verabreiche man morgens auf nüchternem Magen, mittags eine Viertelstunde vor dem Essen und abends vor dem Schlafengehen je eine Tasse **Lindenblüten-Kamillentee**: 1 gestr. TL der Mischung mit 1 Tasse Wasser überbrühen und 5 Minuten zugedeckt ziehen lassen. Gut mit Honig gesüßt schluckweise zu trinken.

Salbeiwein empfiehlt sich zur kurweisen Einnahme für Erwachsene, die ebenfalls unter nervösen Magenbeschwerden leiden. 50 g Salbeiblätter in einer Flasche Portwein, 10 Tage verschlossen bei Zimmertemperatur ziehen lassen. Fein abseihen und wieder in der Flasche verschließen. Ein Schnapsglas voll davon nach dem Mittag- und dem Abendessen einnehmen.

Rettichwein hilft besonders, wenn die Nervosität „auf den Magen schlägt“ und appetithemmend wirkt. 30 g frisch gehobelten schwarzen Rettich in 0,7 l trockenen Weißwein geben und 10 Tage verschlossen wirken lassen. Abgießen, den Rettich ausdrücken und den Wein fein abfiltern. In der verschlossenen Flasche kühl und dunkel aufbewahren. 1–2 Schnapsgläschen davon eine Viertelstunde vor dem Essen trinken.

Zwei weitere Rezepte mit derselben Wirkung sind Enziantinktur und Majoranwein.

Enziantinktur: In einer Flasche Korn oder Klaren (ca. 40 Vol.) 30 g getrocknete und zerkleinerte Enzianwurzeln zwei Wochen lang gut verschlossen bei Zimmertemperatur ziehen lassen. Fein durchfiltrieren und in die Flasche zurückfüllen. 2–3 mal täglich je 30 Tröpfchen (Tropfenzähler benützen!) in einem Glas Wasser vor dem Essen einnehmen.

Majoranwein: In einer Flasche guten Rotwein (0,7l) 35 g Majoran ansetzen und 10 Tage lang verschlossen ziehen lassen. Fein abseihen. Je ein Gläschen davon nach dem Mittag- und Abendessen trinken.

Neuralgien

Neuralgien oder Nervenschmerzen können infolge von Erkältungen auftreten, aber ebenso durch Bewegungen, Stoffwechselkrankheiten und Alkoholmißbrauch ausgelöst werden. Ruhe ist grundsätzlich empfehlenswert, Kälte oder Zugluft sind selbstverständlich zu meiden.

Gut bewährt haben sich Umschläge mit frischen, zerquetschten Blättern des **Huflattichs**, die von Mai bis Juli am wirksamsten sind. Die Blätter etwas zerstampfen und fingerdick auf die zu behandelnde Stelle auflegen. Mit einem Leinentuch abdecken und eine halbe Stunde bis eine Stunde einwirken lassen. Diese Prozedur kann bei Bedarf mehrmals täglich mit stets frischen Blättern wiederholt werden.

Ein ausgezeichnetes Mittel gegen Nerven- und Muskelschmerzen ist **Kampferöl** (Apotheke), in dem man geschälte **Knoblauchzehen** ziehen läßt. Auf 50 g Kampferöl rechnet man 15–20 g Knoblauchzehen. Die schmerzenden Körperstellen damit einreiben.

Zu den besten Möglichkeiten gegen Nerven- und Muskelschmerzen zählen erfahrungsgemäß die Anwendungen mit **Kohl**. Von einigen Kohlblättern (geeignet sind Rotkohl, Grün- und Weißkohl) die gröbsten Rippen entfernen und mit einem Nudelholz die Blätter etwas mürbe walken. Auf die zu behandelnde Stelle in zwei bis drei Lagen anbringen und mit einem leichten Leinenverband befestigen. Mehrere Stunden aufliegen lassen, am besten auch über Nacht.

Bei Gesichtsneuralgien eignen sich außer Kohlauflagen und zerquetschten Huflattich vor allem **Kamillenkompressen** und **Lavendelkompressen**.

Für Lavendelkompressen bereiten Sie einen Aufguß aus ½ l kochendem Wasser und 4 TL Lavendelblüten. Nach dem Überbrühen 5 Minuten ziehen lassen und bei verträglicher Temperatur anwenden.

Als Kamillenkompressen verwenden Sie am einfachsten Aufgußbeutel, die Sie mit gekochtem Wasser überbrüht haben und vor dem Auflegen etwas abkühlen lassen.

Niederkunft

Zur Kräftigung der Gebärmutter und zur Erleichterung der Niederkunft oder Entbindung tragen Zubereitungen mit Frauenmantel, Salbei sowie Himbeerblättern bei.

Salbeiaufguß: 1 geh. TL Salbeiblätter mit 1 Tasse kochendem Wasser überbrühen und 10 Minuten zugedeckt ziehen lassen. 2–3 Tassen täglich zwischen den Mahlzeiten trinken, während 3–4 Wochen vor der zu erwartenden Entbindung.

Frauenmanteltee: 1 geh. TL des Krauts mit 1 Tasse siedendem Wasser überbrühen und 10 Minuten ziehen lassen. Abseihen. 1 Tasse täglich während der letzten 1–2 Wochen vor der Niederkunft.

Himbeerblättertee erleichtert die Geburtswehen: 1 TL zerkleinerte Blätter mit 1 Tasse siedendem Wasser überbrühen und 10 Minuten zugedeckt ziehen lassen. Abseihen und mit etwas Honig gesüßt trinken. 1–2 Tassen täglich während der letzten 14 Tage vor der Entbindung.

Nierensteine

Gegen Nierengries und zur besseren Vorbeugung von Nierensteinen können nachstehende Rezepte erfahrungsgemäß helfen. Sie sollen nicht ständig, sondern kurweise für 10–20 Tage angewandt werden. Wer wegen Nierensteinen in ärztlicher Behandlung ist, spreche sich mit seinem Arzt ab.

Kohlsaftkur: Täglich 1–2 Gläser frisch gepreßten Kohlsaft von Weiß-, Rot- oder Grünkohl trinken vor den Mahlzeiten.

Walnußöl: Getrocknete, aber noch einwandfreie Walnüsse zerstoßen und mit derselben Menge Öl ansetzen. Die Art des Speiseöls spielt keine Rolle, wichtig ist nur, daß es sich um ein „kalt gepreßtes Öl" handelt. Das Ganze in einem dunklen Glaspokal oder verschließbaren Steingutgefäß 4 Wochen lang ziehen lassen. 1 EL davon einmal täglich vor dem Essen.

Lauchbrei: 1–2 Porreestangen in dünne Scheiben schneiden und in wenig Wasser zugedeckt rasch weichkochen. Durch ein Sieb passieren und 1–2 Tassen davon vor den Hauptmahlzeiten essen.

Heilerde: 1 TL Heilerde (für inneren Gebrauch, erhältlich in der Apotheke) in 1 Glas Wasser geben und über Nacht zugedeckt stehen lassen. Am Morgen aufrühren und auf nüchternen Magen trinken. Bei Personen, die bereits unter Darmträgheit leiden, kann Heilerde jedoch u. U. zu einer Verstopfung führen.

Haferstrohtee: 1 Handvoll fein gehäckseltes Haferstroh mit ¼ l kochendem Wasser überbrühen und 10 Minuten zugedeckt ziehen lassen. Man trinke davon 2–3 Tassen täglich.

Selleriesaft: Täglich 1 Glas frisch gepreßter Selleriesaft.

Zinnkrautsud: 35 g Zinnkraut (Schachtelhalm) in ½ l kaltem Wasser ansetzen und 15 Minuten auf sehr kleiner Flamme zugedeckt kochen lassen. Ebenso lange ziehen und dann abseihen. 3–4 Tassen täglich über den Tag verteilt trinken.

Goldrutentee: 20 g der oberen Triebe des blühenden Krautes in ½ l kaltem Wasser ansetzen und 2 Minuten leise kochen lassen (nicht länger). 10 Minuten ziehen lassen und abseihen. Über den Tag verteilt tassenweise trinken.

Die Schmerzen bei akuten Nierensteinkoliken lindert man am besten bis zum Eintreffen des Arztes durch heiße Halbbäder oder heiße Kompressen, die auf die Nierengegend gelegt werden.

Oedeme – Wassersucht

Bei Oedemen handelt es sich um krankhafte Ansammlungen von Flüssigkeit im Körper bzw. in Geweben. Es versteht sich von selbst, daß der Arzt die Ursache herauszufinden und das Grundleiden möglichst zu behandeln hat. Als entwässernde Mittel können bei funktionstüchtigen Nieren und mit Einverständnis des Arztes an natürlichen Mitteln folgende Rezepturen gebraucht werden.

Birkenblätter werden bevorzugt bei Oedemen infolge ungenügender Nierenfunktion angewandt: 1 EL junge frische gerebelte Blätter mit 1 Tasse kochendem Wasser überbrühen und 10 Minuten zugedeckt ziehen lassen. Getrunken werden in der Regel 3 Tassen täglich vom Abguß zwischen den Mahlzeiten. Diese Zubereitung belastet die Nieren nicht.

Besenginster wird häufig bei Oedemen und damit verbundenen Herzbeschwerden gebraucht: 1 TL der Blüten mit 1 Tasse siedendem Wasser überbrühen und zugedeckt 10 Minuten ziehen lassen. Abgießen. Nicht mehr als 2 Tassen täglich.

Ein **Zwiebelauszug** hat sich bestens auch bei Wasseransammlungen in den Füßen und Beinen bewährt: 1 große geschälte Zwiebel fein hacken, mit 1 Tasse kochendem Wasser übergießen und über Nacht zugedeckt stehen lassen. Morgens abseihen, und die Flüssigkeit vor dem Frühstück trinken.

Eine **Löwenzahn-Kräutermischung** hilft gut bei kreislaufbedingten Wasseransammlungen: 1 geh. TL gerebelte Löwenzahnblätter mit je 1 gestr. TL Salbei und Eisenkraut zusammen mit 1 großen Tasse kochendem Wasser übergießen und zugedeckt 10 Minuten ziehen lassen. Abseihen. Man trinke 2 Tassen täglich davon.

Wacholderwein: 100 g zerdrückte Wacholderbeeren in 1 Flasche gutem Weißwein ansetzen und 24 bis 48 Stunden verschlossen ziehen lassen. Abgießen und durch einen Papierfilter seihen. In die gesäuberte Flasche füllen. Vor dem Mittag- und Abendessen je 1 Schnapsgläschen davon trinken.

Ohrenschmerzen

Ohrenschmerzen können sowohl durch Entzündungen im Ohr als auch infolge von Erkältungen wie beispielsweise Rachenkatarrh auftreten. Die Behandlung richtet sich natürlich in erster Linie nach der Diagnose, die dem Arzt zu überlassen ist. Zur ersten Hilfe oder auch zur unterstützenden Behandlung wirken folgende Anwendungen lindernd und unter Umständen heilend.

Hauswurz: Von der auch als Wetter- und Dachwurz bekannten Pflanze werden 2–3 mal täglich einige Tropfen frischer Saft aus einem Blatt in die Ohren geträufelt.

Kamillenkompressen: 2 EL Kamillenblüten in heißes Speiseöl geben und 24 Stunden darin ziehen lassen. Ein mit diesem Öl getränkter Wattebausch wird in das schmerzende Ohr gesteckt und mehrmals täglich gewechselt.

Wirkungsvoll sind auch **Ohr-Dampfbäder**. Allerdings sind sie mit großer Vorsicht zu gebrauchen, um keine Verbrennungen durch zu heißen Dampf zu verursachen. Dazu kocht man zunächst entweder 1–2 EL **Trockenerbsen** in 1 Tasse Wasser oder 1 Handvoll **Majoran** in 1 Tasse Essig. Jeweils kalt ansetzen und aufkochen lassen. Am besten in eine Tee- oder Kaffeekanne füllen und einen Trichter auf den Schnabel setzen. Das Ohr an die freie Trichteröffnung halten. Notfalls läßt sich die Prozedur auch ohne verbindenden Trichter durchführen, doch dann ist noch mehr Vorsicht geboten.

Steinkleesack: Etwa 3–4 EL Steinklee in ein Gaze- oder Mullsäckchen füllen und in heißes Wasser geben. Aufkochen lassen und eine Viertelstunde ziehen lassen. Den Sack so warm wie möglich auf das schmerzende Ohr legen und mit einem Tuch abdecken. Sobald die Auflage abzukühlen beginnt, abnehmen. Bei Bedarf mehrmals wiederholen.

Petersilienpflaster: 1 große Handvoll frische Petersilie zerquetschen, in etwas Mull oder Gaze einschlagen und sofort auf das Ohr legen. Abdekken und längere Zeit einwirken lassen.

Gesottene Zwiebeln: Eine Zwiebel grob schneiden und in Öl sieden. Ein passendes Stück Zwiebel in wenig Gaze verpacken und wie einen (wieder leicht entfernbaren Pfropf) ins Ohr stecken. Mehrmals täglich erneuern.

Hilfreich ist auch ein in warmes **Öl getränkter Wattepfropf**, den man ins Ohr steckt und mehrmals erneuert.

Wer häufig unter Ohrenschmerzen leidet, der sollte regelmäßig barfuß Tautreten, das heißt über noch taufeuchtes Gras laufen oder täglich 2–3 Minuten in der knapp halb mit kaltem Wasser gefüllten Badewanne Wassertreten.

Prostatabeschwerden

Prostatabeschwerden infolge gutartiger Wucherungen, die die Vorsteherdrüse (Prostata) sowie die Harnröhre zunehmend einengen können, sind inzwischen zu einem der häufigsten Männerleiden geworden. Oft, wenn auch falsch, spricht man dabei von einer Prostatavergrößerung. Häufiger Drang zum Wasserlassen, vor allem nachts, sowie ein mit der Zeit immer schwächer werdender Harnstrahl sind Zeichen dafür, daß mit der Vorsteherdrüse etwas nicht in Ordnung ist. Da mit der Zeit auch Entzündungen der Harnwege und in schweren Fällen sogar Nierenleiden als Folge drohen können, ist es unbedingt empfehlenswert, sich in die ärztliche Behandlung zu begeben. Zur Unterstützung können folgende Rezepte hilfreich sein, die am besten kurweise und in regelmäßigen Abständen angewandt werden.

Heidekrautabkochung: In ½ l kaltem Wasser 25 g Heidekraut ansetzen, auf kleiner Flamme zum Kochen bringen und sofort vom Herd nehmen. 10 Minuten zugedeckt ziehen lassen und abseihen. 2 Tassen täglich zwischen den Mahlzeiten.

Kräutermischung: 2 TL **Heidekraut**, 1 TL **Anissamen** (zerstoßen) und 5 Zweiglein **Quendel** oder Thymian mit 1 großen Tasse siedendem Wasser überbrühen. 10 Minuten zugedeckt ziehen lassen und abseihen. Man trinke eine Tasse am Morgen, eine am Abend.

Zwiebelwein: 1 mittelgroße, geschälte Zwiebel sehr fein hacken und in 0,7 l trockenem Weißwein ansetzen. 2 Wochen lang verschlossen dunkel und kühl (aber nicht im Kühlschrank) ziehen lassen und in der Zwischenzeit einige Male kurz aufschütteln. Abgießen, durch einen Papierfilter abseihen und wieder in einer sauberen Flasche verschlossen kühl lagern. Vor dem Mittagessen 1 Weinglas voll davon trinken.

Kohlauflagen lindern bei akuten Prostatabeschwerden bzw. Entzündungen der Prostata. Von einigen sauberen Kohlblättern den mittleren Strunk entfernen und Blätter mit einem Nudelholz etwas mürbe rollen. In 2–3 Schichten auf den Unterleib legen und über Nacht darauf lassen.

Eine inzwischen auch wissenschaftlich nachgewiesene gute Wirkung auf die Prostata haben **Kürbiskerne**. Sie enthalten Stoffe, die zur Funktionstüchtigkeit der Prostata beitragen. Männer sollten sie daher am besten schon vorsorglich täglich knabbern.

Rekonvaleszenz

Nach einer überstandenen Krankheit ist es empfehlenswert, die Genesung bestmöglich zu fördern, damit der Rekonvaleszent bald wieder zu Kräften kommt. Im folgenden einige natürliche Hilfen zur Auswahl.

Hafer-Honigbrei: 3–4 EL Hafer (Speisehaferkörner im Reformhaus erhältlich) mahlen und mit 2–3 EL Brunnen- oder leichtem, kohlensäurefreiem Mineralwasser in einem tiefen Teller verrühren. Am Morgen mit etwas warmer Milch und reichlich Honig zum Frühstück servieren.

Bockshornkleesamen: 1 TL davon mahlen oder zerstoßen, mit Honig oder Gelee verrühren und während des Essens einnehmen.

Wegerichsirup: 80 g frische saubere Spitzwegerichblätter in ½ l kaltes Wasser geben und langsam zum Kochen bringen. Über Nacht in einem Steingutgefäß ziehen lassen, am Morgen fein abseihen. Unter ½ kg Honig rühren und etwas einkochen lassen. In ein Glas füllen. Davon erhält der Rekonvaleszent dreimal täglich 1 EL vor den Mahlzeiten.

Zimtwein: 10–15 g Stangenzimt mit 2 Gewürznelken in 1 Flasche Rotwein 1 Woche lang verschlossen an kühler und dunkler Stelle ziehen lassen. Fein abseihen und kühl in der Flasche aufbewahren. 1 Portweinglas vor den beiden Hauptmahlzeiten.

Enzianwein: 20 g zerkleinerte Enzianwurzel in 1 Flasche Weißwein 8–10 Tage dunkel und kühl ziehen lassen und fein abseihen. 1 Portweinglas davon vor jeder Hauptmahlzeit.

Rheumatismus

Zur kurweisen Anwendung gebraucht man folgende Kräutertees. Eine Kur dauert 10–30 Tage und kann regelmäßig nach Bedarf wiederholt werden.

Klettenwurzeltee: 50–60 g getrocknete und zerkleinerte Wurzel in 1 l kaltem Wasser ansetzen, 5 Minuten leise zugedeckt kochen lassen und nach 10 Minuten abseihen. Über den Tag verteilt tassenweise mit 1 TL Honig gesüßt trinken.

Schwarzer Johannisbeertee: 40 g junge frische Blätter mit 1 l kochendem Wasser überbrühen und 5–10 Minuten ziehen lassen. Den Abguß davon zwischen den Mahlzeiten trinken. Die Wirkung wird noch erhöht, wenn man 20 g Eschenblätter mit 20 g Johannisbeerblättern vermischt und daraus den Tee zubereitet.

Birnenblättertee: 100 g frische, noch junge Birnenblätter mit 1 l kochendem Wasser übergießen und 10 Minuten ziehen lassen. Den Abguß über den Tag verteilt trinken.

Birkenblättertee: 40–50 g junge Birkenblätter in 1 l kaltem Wasser ansetzen und auf kleiner Flamme 4 Minuten köcheln lassen. 10 Minuten ziehen lassen, und den Abguß davon zwischen den Mahlzeiten trinken.

Pappeltee: 30 g frische Pappelkätzchen in 1 l kaltem Wasser ansetzen und 3 Minuten leise kochen lassen. 10 Minuten ziehen lassen. Vom Abguß bis zu 4 Tassen täglich über den Tag verteilt trinken.

Petersiliensamentee: 20 g Samen in ½ l kaltem Wasser ansetzen und 5 Minuten leise kochen lassen. Vom Herd nehmen und nach weiteren 10 Minuten abseihen. Je 1 Tasse vor dem Mittag- und Abendessen.

Selleriesamentee: 1 TL Samen mit 1 Tasse kochendem Wasser überbrühen. 5–10 Minuten ziehen lassen und abseihen. Man trinke davon 2–3 Tassen täglich zwischen den Mahlzeiten mit etwas Honig gesüßt.

Apfelschalentee: Gut getrocknete Apfelschalen zu Pulver verreiben und 1 EL davon mit 1 Tasse kochendem Wasser überbrühen. Zugedeckt 10 Minuten ziehen lassen. 4–5 Tassen täglich.

Eine früher auf dem Lande viel benützte, aber recht drakonische Therapie gegen Rheumatismus ist, sich ausgezogen in frisch geschnittenen **Brennesseln** zu wälzen. Selbstredend haben heute nur wenige die Gelegenheit dazu, und diese Art von Behandlung wird auch nicht von jedermann vertragen. Dagegen kann man **Brennesselsuppe**, frisch zubereitet aus einfacher Brühe und zarten Brennesselblättern, eigentlich jedem Rheumatiker empfehlen.

In akuten Fällen von Rheuma bediente man sich gerne folgender Möglichkeiten:
Kleiebad: In 5 l kaltes Wasser 1 kg Kleie rühren, auf kleiner Flamme zugedeckt ca. 15 Minuten köcheln lassen und in ein gut warmes Vollbad schütten. 10–15 Minuten darin bleiben, abtrocknen und wenigstens eine halbe Stunde ruhen.

Schmierseifenpflaster: Schmierseife auf die schmerzende Stelle reiben und mit einem Flanelltuch umwickeln. Eine Stunde einwirken lassen und danach ein kurzes warmes Vollbad nehmen. Bei Bedarf zweimal wöchentlich wiederholen.

Zwei ausgezeichnete Mittel, die allerdings längere Zeit vorzubereiten sind, dienen zur Einreibung der schmerzenden Stellen. **Knoblauchöl:** 2–3 geschälte Knoblauchzehen in einer kleinen Flasche mit kalt gepreßtem Olivenöl einige Wochen ziehen lassen.

Kastanienbranntwein: Etwa 2 Handvoll Kastanien mit einem scharfen, spitzen Messer schälen und kleingeschnitten in eine saubere Flasche stecken. Mit Branntwein (ca. 45 Vol.) auffüllen und verschließen. Bei Zimmertemperatur mindestens 2 Monate ziehen lassen, und in der Zwischenzeit die Flasche mehrmals schütteln.
Diese Zubereitung ist ebenfalls nur zur äußerlichen Anwendung bestimmt!

Insbesondere ältere Leute auf dem Lande schwören zum besseren Schutz vor Rheuma auf Kastanien. Sie tragen immer eine Kastanie mit sich herum, sei es in der Hosen- oder Westentasche oder eingenäht in ein Kleidungsstück. Wenn die Kastanie beginnt, runzelig zu werden, wird sie nach Möglichkeit durch eine neue ersetzt.

Erste Hilfe bieten bei Rheumaattacken auch **Kohlauflagen**: Einige Grünkohl- oder Wirsingblätter vom Strunk befreien und mit einem Nudelholz kräftig walken, bis die Blätter gut mürbe sind. Kurz in heißes Wasser legen und abgetropft auf die schmerzenden Stellen in 2–3 Lagen bringen. Mit einem Verband befestigen und wenigstens 4 Stunden oder über Nacht darauf lassen.

Frisch gepreßter roher **Kohlsaft** ist schließlich ein ausgezeichnetes Mittel zur kurweisen Anwendung gegen Rheuma: Mindestens 2 Wochen lang täglich 1 Glas davon.

Rippenfellentzündung

Neben der ärztlich notwendigen Behandlung und Überwachung kann man die Therapie etwas mit verschiedenen Kräutertees unterstützen.

Gänseblümchen: 1 EL (Blatt und Blüte) mit 1 Tasse kaltem Wasser aufkochen und 10 Minuten ziehen lassen, dann abseihen. 3 Tassen täglich zwischen den Mahlzeiten trinken.

Ysop-Eibisch-Abkochung: 1 EL Ysop zusammen mit 1 EL Eibischkraut in ½ l Wasser langsam aufkochen und 10 Minuten ziehen lassen. Abseihen. 3 Tassen täglich zwischen den Hauptmahlzeiten.

Rotfinnen

Unscharf begrenzte Rötungen an Wangen, Nase, Stirn und Kinn mit Gefäßerweiterungen („rote Äderchen") treten bevorzugt in mittleren Lebensjahren auf. Eine ursächliche Bedeutung haben Magen-Darmerkrankungen, Verstopfung und Hitzeeinwirkung. Grundsätzlich zu meiden, um das Übel nicht zu verschlimmern, sind Sonnenbäder, Dampfbäder und stark kreislaufanregende Mittel wie beispielsweise Alkohol. Zur Pflege eignen sich folgende Kräuterzubereitungen, die für Waschungen und regelmäßige Kompressen gebraucht werden.

Abkochung von Weißdornfrüchten: 1 EL der zerdrückten roten Beeren in ¼ l kaltem Wasser ansetzen und eine halbe Stunde ziehen lassen. Zum Kochen bringen und zugedeckt 5 Minuten leise weiterkochen lassen. 10 Minuten ziehen lassen und abseihen.

Aufguß von Rosenblütenblättern: 1 Handvoll Blütenblätter von nicht mit chemischen Mitteln gespritzten Rosen mit ¼ l siedendem Wasser überbrühen, 15 Minuten ziehen lassen und abseihen.

Abkochung von Weinrebenblättern: 1 Handvoll davon in ¼ l kaltem Wasser aufkochen und 5 Minuten noch auf kleiner Flamme lassen. 10 Minuten zugedeckt ziehen lassen und abseihen.

Lindenblütenauszug: 1 Handvoll der Blüten in ½ l Regenwasser 2 Tage in einem Steingutgefäß zugedeckt ziehen lassen. Kurz aufwärmen und den Abguß ebenfalls als Kompressen anwenden.

Kopfsalat: Einige schöne Blätter in wenig Wasser 5 Minuten zugedeckt kochen, abkühlen lassen und 20 Minuten auf das Gesicht legen.

Schlaflosigkeit

Infolge nervlicher Überreiztheit ist Schlaflosigkeit heutzutage weitaus mehr verbreitet als noch vor einigen Jahrzehnten. Die früher gebrauchten Schlafmittel verfehlen in kritischen Zeiten aber auch heute ihre wohltuende Wirkung nicht.

Steinkleeaufguß: 1 EL blühendes Kraut mit 1 Tasse kochendem Wasser übergießen und 5–10 Minuten ziehen lassen. Man trinke 1 Tasse mit

Honig gesüßt am Nachmittag, 1 Tasse vor dem Zubettgehen. Kinder erhalten pro Tasse 1 TL Steinklee.

Ein gutes und besonders für die Kleinen empfehlenswertes Schlafmittel ist **heiße Milch** mit 1 EL aromatischem **Honig** verrührt. 1 großes Glas davon wird am besten eine halbe Stunde vor dem Schlafengehen getrunken.

Nervenberuhigend und dadurch schlaffördernd wirkt ein **Basilikumaufguß**: 1 EL davon mit 1 Tasse siedendem Wasser überbrühen und 5 Minuten ziehen lassen. Abseihen. 1 Tasse nach Bedarf oder je 1 Tasse davon nach den Mahlzeiten und vor dem Schlafengehen.

Einen entspannenden, schlaffördernden Tee kann man ebenfalls aus je 1 gestr. TL **Lindenblüten, Majoran** und **Melisse** zubereiten. Mit 1 großen Tasse Wasser überbrühen und 5–10 Minuten zugedeckt ziehen lassen. Abseihen. Je 1 Tasse nach dem Mittag- und dem Abendessen.

Um Schlafstörungen nach einem zu späten oder zu reichlichen Essen zu verhindern, trinke man sofort nach der Mahlzeit 1 Tasse Tee aus je 1 TL **Lindenblüten** und **Eisenkraut**. Überbrühen, 5 Minuten zugedeckt ziehen lassen und abseihen. Mit etwas Honig gesüßt schluckweise trinken.

Für 200 g **Teemischung:** 15 g Baldrian, 15 g Melisse, 15 g Schlüsselblume, 15 g Weißdorn (Blatt und Blüte), 10 g Hopfendolden, 10 g Lavendel, 10 g Salbei, 10 g Thymian. 1 geh. TL der Mischung mit 1 Tasse siedendem Wasser überbrühen und zugedeckt 10 Minuten ziehen lassen. Abseihen und eventuell mit Honig gesüßt trinken. Die Anwendung erfolgt bevorzugt kurweise, sofern nicht anders angegeben. Man trinke 1–2 Tassen abends bei Bedarf.

Wohlig müde kann auch ein **Vollbad mit Melisse** machen: 2–4 Handvoll davon in 3 l kaltem Wasser ansetzen und zugedeckt 10–15 Minuten leise kochen lassen. Kurz ziehen, abseihen und ins vorbereitete ca. 37 Grad warme Vollbad schütten. 15 Minuten in der Wanne bleiben, danach möglichst sofort ins Bett.

Ein **Lindenblütenbad** fördert ebenfalls das Einschlafen und eignet sich auch bestens für allzu nervöse Kinder, die nur schlecht Schlaf finden. 200–400 g Lindenblüten oder auch Blüten und Blätter in 2–4 l kaltem Wasser ansetzen, langsam zum Kochen bringen und noch kurz zugedeckt auf kleiner Flamme weiterkochen lassen. Das Ganze ins vorbereitete, etwa 38 Grad warme Wasser gießen und 10 Minuten in der Wanne bleiben. Vor dem Heraussteigen mit dem Lindenkraut abreiben. Die Haut danach mehr trockentupfen als reiben und ins Bett schlüpfen.

Als einschlaffördernde Mittel eignen sich teilweise auch solche, die unter den Stichworten „Nervosität“ und „Abgespanntheit“ zu finden sind.

Schluckauf

Bei Schluckauf, so sagt man bei uns, müsse man ganz fest an zehn glatzköpfige Männer denken, was bei entsprechender Konzentration tatsächlich wirkt, oder man bediene sich mangels Einfalls folgender Hilfsmittel.

Kauen Sie einige frische Blättchen **Estragon** oder einen Stengel **Dill**. Wer häufig unter Schluckauf zu leiden hat, sollte sich diese Kräuter im Garten oder in einem Blumentopf auf dem Fensterbrett oder dem Balkon ziehen. Zumal man sie auch bekanntlich in der Küche oft gebrauchen kann.

Wirksam ist aber ebenfalls das ausgiebige Kauen einiger **Fenchelsamen**. Auch sie sollte man – aus noch anderen Gründen – im Gewürzschrank oder in der Hausapotheke greifbar haben.

Wer lieber Tee trinkt, der bereite sich eine Tasse mit 1 TL **Kümmelsamen**. Mit dem siedendem Wasser überbrühen, 5–10 Minuten ziehen lassen und abseihen.

Melisse und **Katzenminze** ergeben ebenfalls eine Schluckauf lindernde Teemischung: 1 EL der Mischung mit 1 großen Tasse siedendem Wasser überbrühen, 5–10 Minuten ziehen lassen und abseihen. Der Tee wird schluckweise warm getrunken.

Hilfreich und ohne große Umstände durchzuführen, wohl aber auch nicht jedermanns Geschmack, ist **Zucker mit Essig**: 1 TL Zucker mit Essig tränken und langsam im Mund zergehen lassen. Man kann natürlich auch ein Stück Würfelzucker nehmen. Es dürfen auch zwei sein.

Schnupfen

Kräuteraufgüsse zum Trinken, die sich bei Schnupfen empfehlen, finden sich unter dem Stichwort „Erkältungserscheinungen".

Bereiten Sie bereits bei den ersten Anzeichen eines Schnupfens einen **Kräutergrog**: eine Mischung aus je 10 g **Lindenblüten, Zinnkraut** und **Salbei** sowie je 5 g **Stiefmütterchen** und **Brombeerblättern** mit 1 l kochendem Wasser überbrühen und zugedeckt 10–15 Minuten ziehen lassen. Der möglichst warme Abguß davon wird über den Tag verteilt tassenweise und mit Honig gesüßt sowie für Erwachsene mit je 1–2 TL Rum schluckweise getrunken.

Inhalationen oder Kopfdampfbäder mit heißen Kräuteraufgüssen fördern die Durchblutung der Nasenschleimhäute, befreien die Atemwege und wirken bakterientötend. Man nehme dafür 3 EL **Salbei** oder 3 EL **Majoran**, die in 1 l kaltem Wasser angesetzt und zum Kochen gebracht werden. Den Dampf 10 Minuten inhalieren, 2–3 mal täglich wiederholen.

Schweißabsonderung

Übermäßiges Schwitzen wie beispielsweise auch Nachtschweiß läßt sich gut mit **Salbei** lindern: 1 EL getrocknete Blätter mit 1 großen Tasse kaltem Wasser aufkochen und zugedeckt 10 Minuten ziehen lassen, dann abseihen. 2–3 Tassen täglich zwischen den Mahlzeiten und vor dem Schlafengehen.

Gut bewährt hat sich aber auch die kurweise Anwendung von **Brombeerblatt-** und **Borretschabgüssen**, die täglich abwechselnd zu trinken sind: 30 g Borretsch (Gurkenkraut) oder 50 g Brombeerblätter mit 1 l siedendem Wasser überbrühen und zugedeckt 10–15 Minuten ziehen lassen. Von dem Abguß 4–6 Tassen täglich über den Tag verteilt trinken.
Zur äußerlichen Behandlung bei starker Schweißabsonderung werden die besonders kritischen Stellen wie Achselhöhlen, Oberkörper, Leistengegend und Fußsohlen nach der Körperwäsche mit einfachem **Talkum**, vermischt mit 5 Prozent **Alaun**, eingepudert. Das Alaun, 5 g davon pro 100 g Talcum, ist in der Apotheke erhältlich. Dieses Mittel kühlt die Haut, wirkt schweißaufsaugend und antibakteriell.

Sodbrennen

Oft wird Sodbrennen durch eine Übersäuerung des Magens verursacht und tritt bevorzugt nach zu schweren Speisen auf. Rasche Linderung verschafft eine Tasse mit einem der folgenden Kräuteraufgüsse.

Majoran: 1 gestr. EL gerebeltes Kraut mit 1 Tasse kochendem Wasser überbrühen und zugedeckt 5–10 Minuten ziehen lassen. Abseihen und ungesüßt schluckweise trinken.

Melisse: 1 TL Melisse und ½ TL zerstoßene Anissamen mit 1 Tasse siedendem Wasser überbrühen und zugedeckt 5 Minuten ziehen lassen. Abgießen und ungesüßt trinken.

Auch **Wacholderbeeren** können helfen: Man kaue 3–4 Stück ausgiebig, ohne sie jedoch zu schlucken.

Sonnenbrand

Sonnenbrand auf Armen und Beinen, vor dem bei der Ernte auf dem Lande niemand gefeit ist, wurde und wird noch immer gerne mit natürlichen Mitteln behandelt, die die Haut erfrischen, beruhigen und zugleich pflegend wirken.

Einige Handvoll **Efeublätter** 5 Minuten in siedendes Wasser legen und anschließend die verbrannten Hautstellen damit abdecken. Diese Behandlung ist am besten für Fälle geeignet, wo es beispielsweise nur die Nase oder die Schultern erwischt hat.

Einfacher anzuwenden, aber auf Vorrat herzustellen, sind Kräuteröle. **Ysopöl:** 30 g Ysopblüten in ⅛ l süßem Mandelöl ansetzen und 24 bis 48 Stunden verschlossen ziehen lassen. Abseihen und in einer dunklen verkorkten Flasche aufbewahren.

Veilchenöl beruhigt und pflegt die Haut ebenso und duftet außerdem sehr angenehm: In ¼ l süßem Mandelöl 1 Handvoll Veilchenblüten eine Woche lang gut verschlossen an einem dunklen Ort ziehen lassen. Abseihen, die inzwischen blaß gewordenen Veilchenblüten auspressen, und das Öl in kleinen dunklen Glasflaschen verkorkt aufbewahren. Bei Bedarf die verbrannten Hautstellen damit einreiben.

Splitterentfernung

Splitter aus Holz oder Metall oder Stacheln, die sich nicht ohne weiteres entfernen lassen, rückt man folgendermaßen zu Leibe. Zunächst die betreffende Stelle gut mit Alkohol desinfizieren. Danach wird ein Verband angelegt mit **Petroleum**. Eine mit Petroleum getränkte Kompresse auflegen und umwickeln. Es wird nicht lange dauern, bis der Fremdkörper an die Oberfläche kommt.

Steifer Nacken

Ein steifer Nacken, wie er durch Verspannungen oder auch Zugluft mal auftreten kann, wird am besten mit Umschlägen versorgt. Dafür nehme man je 1 Handvoll **Kamillenblüten** und **Majoran**, die man zunächst eine halbe Stunde in ½ l kaltem Wasser ziehen läßt. Bis zum Siedepunkt erhitzen und 15 Minuten zugedeckt ziehen lassen. Der Abguß davon wird warm für Kompressen genommen.

Als Kräutertee eignet sich gut eine Mischung aus **Lindenblüten** und **Quendel**: Je 1 TL davon zusammen mit 1 Tasse siedendem Wasser überbrühen und 10 Minuten ziehen lassen. Abseihen und 3–4 Tassen täglich trinken.

Stillfähigkeit

Nachdem man eingesehen hat, weil auch wissenschaftlich bestätigt, daß Stillen ungemein wichtig ist für die Gesundheit und das Wohlbefinden Neugeborener, entschließen sich auch glücklicherweise wieder mehr und mehr junge Mütter, ihren Säuglingen die Brust zu geben. Wenn notwendig, können sie auf einige altbewährte Mittel zurückgreifen, die milchtreibend wirken.

Angelika: 20 g Angelikawurzel, getrocknet und zerkleinert, mit ½ l kaltem Wasser ansetzen, aufkochen und 10 Minuten ziehen lassen. Abseihen und davon nach den Mahlzeiten 1 Tasse trinken.

Kümmel: 2 EL Samen mit ½ l kaltem Wasser zum Kochen bringen. Vom Herd nehmen und 10 Minuten zugedeckt ziehen lassen. Abseihen und nach jeder Mahlzeit 1 Tasse davon trinken.

Fenchelsamen: 1 TL davon mit 1 Tasse kaltem Wasser ansetzen und kurz aufkochen, danach 10 Minuten ziehen lassen. Man bereite sich je 1 Tasse nach dem Mittag- und Abendessen.

Anissamen: 1 TL zerstoßener Samen mit 1 Tasse kaltem Wasser aufkochen, 5 Minuten ziehen lassen und abseihen. Auch von dem Anistee werden 2 Tassen täglich, am besten nach den Mahlzeiten, getrunken.

Der tägliche Verzehr von rohen **Karotten** oder Möhren, angemacht mit Öl oder als frisch gepreßter Saft mit 1 EL Rahm verrührt, sowie der Verzehr von **Linsengerichten** wirken milchfördernd.

Stirnhöhlenentzündung

Zur unterstützenden Behandlung mache man mehrmals täglich zehnminütige Kopfdampfbäder oder Inhalationen mit einem der folgenden Kräuteraufgüsse.
Abgesehen von der Verwendung für Inhalationen sollten mehrmals täglich einige Tropfen des Abgusses geschnupft werden.

Augentrost: 4 EL pro ¼ l Wasser auf kleiner Flamme zum Kochen bringen, 5–10 Minuten weiterkochen und kurz ziehen lassen.

Majoran: 2 EL davon pro ¼ l Wasser aufkochen und 10 Minuten ziehen lassen.

Eibischwurzel: 2 geh. EL der zerschnittenen Wurzel 30 Minuten in 2 Tassen Wasser ziehen lassen, auf kleiner Flamme aufkochen und zugedeckt 5 Minuten weiterkochen lassen. Vom Herd nehmen, 10 Minuten ziehen lassen und abseihen.

Gleichzeitig sollte die Behandlung ein- bis zweimal tägliche **Unterarmbäder** umfassen, die den Blutkreislauf des Gesichtes verbessern: Dabei werden die Hände und Arme bis unter die Ellenbogen in einen Eimer mit etwa 20 Grad warmem Wasser getaucht. Durch Zugabe von heißem Wasser sollte die Temperatur innerhalb von 10 Minuten langsam auf 40 Grad erhöht werden. Während dieser Zeit sind ständig die Finger zu bewegen. Nach Beendigung des Armbades kurz die Arme in kaltes Wasser tauchen und abtrocknen. Empfehlenswert ist es, dem Wasser, das zu Anfang eingefüllt wird, einen Abguß von Tannennadeln (2 Handvoll in 2 l Wasser 15 Minuten köcheln lassen) oder Majoran (2 EL pro ¼ l Wasser) beizufügen.

Verbrennungen

Verbrennungen 3. Grades mit Verkohlung und absterbendem Gewebe werden nur mit einem sterilen Verband abgedeckt und müssen so schnell wie möglich ärztlich bzw. klinisch versorgt werden. Bei Verbrennungen 1. Grades (Hautrötung und Schmerzen) sowie 2. Grades (Bildung wassergefüllter Blasen) kann man sich meist selbst versorgen oder Erste Hilfe leisten.

Kleine Verbrennungen, die schon mal beim Kochen vorkommen, reibe man sofort mit einem Stück **Butter** ein.

Schmerzende Verbrennungen oder Brandwunden kann man ebenfalls gut unter **fließendem Wasser** kühlen. Solange darunter halten, bis der Schmerz abklingt.
Zur weiteren Behandlung eignen sich die nachstehenden Mittel.

Geriebene Kartoffel: 1 Kartoffel schälen, reiben und dick auf die verbrannte Stelle streichen. Abdecken und längere Zeit einwirken lassen.

Karottenbrei: 1 gut abgeschrubbte Karotte oder Möhre fein reiben und auf die verbrannte Stelle bringen. Abdecken und längere Zeit einwirken lassen.

Salatblätter: Einige große, in heißem Wasser weichgezogene und abgetropfte Salatblätter auflegen.

Um Verbrennungen vor Schmutz zu schützen und die Heilung zu beschleunigen, lege man auf kleinere Stellen die Zwischenhäutchen von frischen Zwiebeln auf. Man gebraucht dafür eine sterile Pinzette.

Langsam heilende Brandwunden lassen sich gut mit **Kohlauflagen** behandeln. Einige Kohlblätter vom Mittelstrunk befreien und mit einem Nudelholz sehr mürbe drücken. In ein oder zwei Schichten auflegen und befestigen. Täglich wenigstens 3 Stunden lang aufliegen lassen. Die Behandlung sollte solange erfolgen, bis sich die Heilung sichtbar einstellt.

Lindernd und heilend bei Brandwunden wirken **Holunderblüten-Kompressen**: 1 Handvoll der Blüten mit ½ l kochendem Wasser überbrühen und zugedeckt 10 Minuten ziehen lassen. Den Abguß für die Kompressen gebrauchen, nachdem er etwas abgekühlt ist.

Zur Verhinderung von Brandblasenbildung streiche man auf die verbrannte Stelle dick **Honig** auf.

Schmerzstillend wirken ebenfalls Kompressen mit **Ringelblumenabguß**: Etwa 20–30 g der Blüten mit ½ l kochendem Wasser überbrühen und zugedeckt 10–15 Minuten ziehen lassen. Fein abseihen und nicht zu heiß anwenden.

Verdauungsbeschwerden

Verdauungsbeschwerden, die sich durch Völlegefühl, Druck im Magen und beispielsweise Aufstoßen oder gar Brechreiz äußern, treten sehr häufig bei nervösen Menschen auf. Linderung und Besserung läßt sich meist durch eines der folgenden Rezepte erreichen.

Aufguß von **Tausendgüldenkraut**: 30 g davon mit ½ l kochendem Wasser überbrühen und 5–10 Minuten zugedeckt ziehen lassen. 1 Tasse schluckweise vor jeder Hauptmahlzeit trinken.

Alantelexier: 30 g Alantwurzel in 1 Flasche Klaren ansetzen und bei Zimmertemperatur gut verschlossen 10–14 Tage ziehen lassen. Abgießen, durch ein Papierfilter gießen. Wieder in die Flasche füllen. ½ bis 1 Schnapsgläschen vor den beiden Hauptmahlzeiten.

Angelikawein: 25 g Angelikawurzel in einer Flasche trockenem Weißwein 7 Tage an einem kühlen, dunklen Ort ziehen lassen. Abgießen, fein durchseihen und in der Flasche kühl aufbewahren. ½ Weinglas davon vor dem Mittag- und Abendessen.

Anis-Minze-Aufguß: Je 1 TL Minze und zerstoßene Anissamen mit 1 Tasse kochendem Wasser überbrühen und 10 Minuten zugedeckt ziehen lassen. Man trinke dreimal täglich 1 Tasse zwischen den Mahlzeiten.

Zur Linderung von Magenkrämpfen, die nicht selten bei Verdauungsstörungen auftreten, sind speziell die nachstehenden Kräuterzubereitungen ratsam.

Kamillentee: Er eignet sich am besten bei häufiger auftretenden Magenkrämpfen zur vorsorglichen Einnahme. 5–8 Kamillenblüten mit 1 Tasse siedendem Wasser überbrühen und zugedeckt 10 Minuten ziehen lassen. Der Abguß muß vor einer Mahlzeit getrunken werden, da Kamille, nach dem Essen getrunken, gerade unerwünschte Magenbeschwerden verursachen kann.

Ein Aufguß von **Bohnenkraut** verbessert die Verdauung und lindert Magenschmerzen auch noch, wenn man ihn nach dem Essen trinkt: 1 gestr. EL Bohnenkraut mit 1 Tasse siedendem Wasser übergießen und zugedeckt 5–10 Minuten ziehen lassen.

Wenn eine Mahlzeit spürbar schwer verdaut wird, „im Magen liegt", beschleunigt man die Passage, indem man eine **Wärmflasche** auf den Magen legt. Oft genügt aber schon das Auflegen der warmen Hand. Die wohltuende Wirkung stellt sich nach wenigen Minuten ein.

Venenentzündung

Wegen einer Thrombosen- und Emboliegefahr muß bei Venenentzündungen der Arzt hinzugezogen werden. Abgesehen davon behandelt man das Leiden in der Natur- und Volksheilkunde sowohl innerlich mit Arzneitees als auch von außen mit Umschlägen oder Kompressen.

Stiefmütterchenaufguß: 1 EL der Blüten mit 1 Tasse kochendem Wasser überbrühen und 10 Minuten ziehen lassen. Abseihen. 3 Tassen täglich zwischen den Mahlzeiten.

Wiesenknöterich: 60 g zerkleinerte Wurzel des Wiesenknöterichs in 1 l kaltem Wasser langsam zum Kochen bringen, vom Herd nehmen und zugedeckt 10 Minuten ziehen lassen. 3–5 Tassen über den Tag verteilt zwischen den Mahlzeiten trinken.

Beinwellabkochungen eignen sich gut für Kompressen, die übrigens häufig gewechselt werden müssen: 100 g Beinwell in ½ l kaltem Wasser langsam zum Kochen bringen. Zugedeckt 15 Minuten ziehen lassen und fein abseihen.

Spitzwegerichauflagen wirken ebenfalls entzündungslindernd: 1–2 Handvoll frisch gepflückte Blätter kurz in reichlich kochendes Wasser geben. Nach dem Herausnehmen abtropfen lassen und auf die entzündeten Stellen legen. Eventuell nicht zu straff mit einer Mullbinde befestigen.

Ein **Quarkpflaster** kann ebenso hilfreich bei Venenentzündung sein: Selbstgemachten Speisequark mit etwas Milch anrühren und etwa fingerdick auf das entzündete Bein auftragen. Ein Baumwoll- oder Leinentuch darumwickeln. Das Quarkpflaster mehrmals täglich, jeweils nach etwa einer Stunde, erneuern.

Warzen

Warzen, die oft durch Virusinfektionen, aber mitunter auch durch starke Hautfettabsonderungen (Seborrhoe) entstehen können, lassen sich in vielen Fällen durch sogenanntes Besprechen wieder zum Verschwinden bringen, weshalb man wohl annehmen darf, daß bei der Warzenbildung auch seelische Faktoren beteiligt sind. Im übrigen sind folgende Rezepte am wirkungsvollsten, um die gutartigen, aber unschönen Wucherungen möglichst rasch loszuwerden.

Das **Abbinden der Warzen** kommt dann in Frage, wenn es sich um nicht zu flache Erhebungen handelt: Ein Stück doppelten Nähfaden um die Warze legen, straff zuziehen und verknoten. Der Faden muß so gebunden sein, daß er direkt auf der Haut aufliegt und leicht einschneidet, ohne aber die Warze zu verletzen. Der Faden bleibt so angebracht, bis die Warze ab ist, was nicht länger als einige Tage dauert.

Bisher ebenfalls erfahrungsgemäß immer wirksam zeigte sich das **Schöllkraut**. Allerdings benötigt man dafür den gelben Milchsaft, der direkt nach dem Pflücken aus dem Stengel auf die Warze geträufelt wird und eintrocknen muß. Die Prozedur sollte täglich während einer Woche und bevorzugt gegen Sonnenuntergang erfolgen. Bis dahin hat sich meist schon der gewünschte Erfolg eingestellt. Schöllerkrautsaft ist giftig. Er sollte daher von Hautwunden ferngehalten und unter keinen Umständen eingenommen werden!

Mangels oben beschriebener Möglichkeiten sollten Sie folgende Mittel versuchen.

Tägliches Einreiben der Warzen mit frischen Blättern der **Ringelblume**. Antrocknen lassen.

Täglich die Warzen mehrmals mit einer halbierten **Knoblauchzehe** einreiben und eintrocknen lassen.

Zinnkrautpulver läßt sich bestens zur inneren Anwendung bei und zur Vorbeugung von Warzen empfehlen. Außerdem haben neuere Untersuchungen gezeigt, daß die in dieser Pflanze so überaus reich enthaltene Kieselsäure eine nicht unbedeutende Rolle im Bindegewebe spielt. Kieselsäure, übrigens auch Bestandteil von Knochen, Haaren und Nägeln, trägt zum Wasserbindungsvermögen in den Zellen bei und ist dadurch an der Erhaltung der Elastizität des Bindegewebes beteiligt.

Nützlich ist die kurweise Anwendung von getrocknetem und gepulvertem Zinnkraut: Je 1 TL davon mit Joghurt oder Marmelade vermischen und nach dem Essen einnehmen. Einnahme 2 mal täglich.

Wechseljahrbeschwerden

Um das 50. Lebensjahr herum stellen die Eierstöcke der Frau allmählich ihre Funktion ein. Mit dem Ausfall der Eierstockhormone kommt es meist zu verschiedenen Unpäßlichkeiten und Beschwerden wie Verstimmungen, Kreislaufstörungen, Schlaflosigkeit und Hitzewallungen. In ungünstigen Fällen können sich solche Beschwerden bis über ein Jahrzehnt hinziehen, bis sich ein neues Hormongleichgewicht eingestellt hat.

Gegen die nervösen Herzbeschwerden, Schlaflosigkeit und Hitzewallungen hilft am besten **Weißdorn**: 1 TL der Blüten mit 1 Tasse kochendem Wasser überbrühen und 5–10 Minuten ziehen lassen. Man trinke 3 Tassen täglich zwischen oder vor den Mahlzeiten. Weißdorn wirkt ebenfalls günstig auf den Kreislauf.

Speziell bei Kreislaufbeschwerden und Bluthochdruck kommt nach Absprache mit dem Arzt **Mistel** in Frage. Üblicherweise setzt man 1 geh. TL davon mit 1 Tasse kaltem Wasser an, bringt es zum Kochen und nimmt es sofort vom Feuer. 10 Minuten ziehen lassen. 2 Tassen täglich zwischen den Mahlzeiten.

Gegen nervöse Erregbarkeit hat sich die **Passionsblume** gut bewährt: 1 EL mit 1 Tasse siedendem Wasser überbrühen und zugedeckt 10 Minuten ziehen lassen, danach abseihen. Kurweise 2–3 Tassen täglich vor den Hauptmahlzeiten und dem Schlafengehen.

Generell gegen Wechseljahrbeschwerden wirkt **Salbei** günstig. Man kann ihn als Aufguß (1 geh. TL pro Tasse Wasser) oder für Wein verwenden. Für den Salbeiwein gibt man 50 g frische oder 30 g getrocknete Salbeiblätter in 0,7 l Wein. 10 Tage verschlossen extrahieren lassen. Abgießen, auspressen und fein abseihen. ½ Gläschen vor den beiden Hauptmahlzeiten.

Weißfluß

Weißfluß oder Ausfluß (Fluor albus) tritt meist infolge einer Scheidenentzündung, bedingt durch Störungen der natürlichen Scheidenflora, auf. Die Ursachen sind vorwiegend infektiöser Art. Seelische Faktoren sowie die Verwendung von empfängnisverhütenden Mitteln dürfen bei Weißfluß nicht übersehen werden. Abgesehen davon, daß die Ursachen abzuklären und möglichst zu beseitigen sind, haben sich kombinierte Behandlungen von Kräutertees und Scheidenspülungen bewährt, welche allerdings immer nur einer bestimmten Behandlung dienen und nicht aus unnötigem und übertriebenem Reinlichkeitsverständnis angewandt werden sollen.

Angelikaabkochung: 1 TL Samen (Engelwurz) oder 1 EL zerkleinerte Wurzel mit 1 Tasse kaltem Wasser aufkochen und zugedeckt 10 Minuten ziehen lassen. 1 Tasse nach jeder Mahlzeit.

Quendelaufguß: 3–4 Zweiglein davon mit 1 Tasse kochendem Wasser überbrühen und zugedeckt 5–10 Minuten ziehen lassen. 3 Tassen täglich, jeweils nach einer Mahlzeit.

Spitzwegerichauszug: 1 Handvoll frische, saubere Blätter in 1 l kaltem Wasser aufkochen und zugedeckt über Nacht ziehen lassen. Abgießen und über den Tag verteilt 5–6 Tassen trinken.

Untenstehende Zubereitungen werden für Scheidenspülungen gebraucht. **Malve und Quendel:** 2 EL Malve und 10 Zweiglein Quendel oder Thymian in ½ l kaltem Wasser ansetzen. Zum Kochen bringen, 10 Minuten ziehen lassen und durch einen Papierfilter seihen.

Salbei und Quendel: 2 EL Salbei und 10 Quendelzweiglein oder Thymian in ½ l kaltem Wasser ansetzen, aufkochen lassen und nach 10 Minuten ziehen fein abseihen. Der Abguß ist stets lauwarm, 2 mal täglich am Morgen und am Abend als Spülung anzuwenden.

Die Behandlung von Weiß- oder Ausfluß (Tees und Scheidenspülungen zusammen) hat längere Zeit zu erfolgen und sollte nicht sofort abgebrochen werden, sobald sich die erste Besserung zeigt.
Nicht zu verwechseln ist der anormale Ausfluß mit den normalen Scheidenabsonderungen (Zervixschleim = Muttermundschleim), die während eines Menstruationszyklus, besonders um die Zeit des Eisprungs auftreten.

Wunden

Zur Wundversorgung bieten sich folgende Kräuterabgüsse an. Mit ihnen werden kleinere Verletzungen sorgfältig gesäubert. Auch kann man sie als Kompressen anwenden. Größere oder ernstlichere Wunden und starke Blutungen bedürfen selbstredend der ärztlichen Behandlung.

Spitzwegerich: Frische, kurz in kochendes Wasser getauchte Wegerichblätter auf die Wunde legen und regelmäßig erneuern. Wirkt rasch blutstillend.

Zinnkraut (Schachtelhalm, Katzenwedel): 100 g zerkleinertes Kraut in ½ l kaltem Wasser ansetzen und 15 Minuten auf kleiner Flamme zugedeckt kochen lassen. Mit dem nicht mehr heißen Abguß davon die Wunde säubern und Kompressen auflegen.

Vogelknöterich: Frisches, kurz in kochendes Wasser getauchtes oder mit abgekochtem Wasser abgespültes Kraut wird zerquetscht und auf die Wunde gelegt. Mehrmals erneuern.

Salbei: 50 g Salbeiblätter in ½ l kaltem Wasser ansetzen und zugedeckt 15 Minuten auf sehr kleiner Flamme kochen lassen. Abseihen und abkühlen lassen. Zum Säubern der Wunde und für Kompressen verwenden.

Zu langsam oder schlecht heilende Wunden kann man ebenfalls mit Waschungen oder Kompressen behandeln. Es eignen sich vor allem folgende Kräuter dazu:

Immergrün: 40–50 g Immergrünblätter in ½ l kaltem Wasser ansetzen und auf kleiner Flamme 15 Minuten kochen lassen. Ebenso lange zugedeckt ziehen lassen und abgießen.

Wacholder: 50–100 g Reisig vom Wacholderbeerbaum in ½ l kaltem Wasser ansetzen. Auf sehr kleiner Flamme zum Kochen bringen und zugedeckt 20–30 Minuten weiterköcheln lassen. 15 Minuten ziehen lassen und abseihen.

Hirtentäschel: 25 g Hirtentäschelkraut in ½ l kaltem Wasser eine Stunde ziehen lassen. Aufs Feuer setzen und zum Kochen bringen. Vom Herd genommen zugedeckt noch 15 Minuten ziehen lassen und abseihen.

Sich entzündende, eiternde Wunden sind gut mit nachfolgenden Kräutern zu behandeln.

Zehrblumenpflaster (Echter Ziest, Betonie): Frische Blätter davon kurze Zeit in heißem Bier einweichen und sofort auf die zu behandelnde Stelle legen.

Leinsamenumschlag: Leinsamen zerstoßen und mit gut warmem Wasser zu einem Brei verarbeiten. Noch warm wird er als Umschlag auf die Wunde gelegt und regelmäßig erneuert.

Zahnfleischbluten

Empfindliches und leicht blutendes Zahnfleisch wird wenigstens zweimal täglich, am besten morgens und abends nach dem Zähneputzen oder einer gründlichen Mundspülung mit **Myrrhentinktur** oder der Tinktur von **Sonnenhutwurzel** eingerieben oder betupft.

Zahnfleischentzündung

Mehrmals täglich Mundspülungen vornehmen. Es eignen sich dafür sehr gut die Abgüsse von **Pfefferminze** oder **Salbei** oder **Bockshornklee**.
Das entzündete Zahnfleisch abends vor dem Schlafengehen gut mit **Heilerde** einreiben und über Nacht möglichst einwirken lassen.

Zahnfleischschwund

Eigene Bienenschwärme zu besitzen garantierte nicht nur viel leckeren Honig für die Haus- und Weihnachtsbäckerei. Vielmehr wußte Großmutter auch den **Propolis** als Bienen-Nebenprodukt schon zu schätzen. Sie gebrauchte es gegen Zahnfleischentzündung und Zahnfleischschwund. Propolis, das wir zu Hause nur als Bienenharz bezeichneten, ist eine harzartige Substanz, die die Bienen von den Blüten sammeln und zum Kitten der Ritzen im Bienenhaus benützen. Auch werden damit getötete Eindringlinge im Bienenstock „präpariert“, was deren Verwesung verhindert. Wissenschaftliche Untersuchungen haben inzwischen bestätigt, daß Propolis u. a. wirksame ätherische Öle und bakterientötende Stoffe enthält, daß es entzündungshemmend wirkt und die Wundheilung verbessert.
Zahnfleischbluten und Zahnfleischentzündung können bereits erste Anzeichen für einen beginnenden Zahnfleischschwund oder Parodonto-

se sein. Es empfiehlt sich daher, rechtzeitig etwas dagegen zu unternehmen, um den durch Zahnfleischschwund drohenden Zahnausfall zu verhindern.
Regelmäßig, bei bereits bestehendem Zahnfleischschwund wenigstens einmal täglich, etwas Propolis kauen. Dafür besorge man sich Propolis-Pulver (Reformhaus) und nehme davon eine gute Messerspitze voll. Propolis nimmt im Mund eine wachsartige Konsistenz an. Man kann es nach kurzem Durchkauen auch zwischen die gefährdeten Zähne drükken und beispielsweise über Nacht dort einwirken lassen. Die Propolis-Anwendung wirkt außergewöhnlich auf die Festigung des Zahnfleisches und kann auch selbst dann noch erfolgreich sein, wenn die Zähne bereits bedenklich wacklig sind.

Ein anderes gutes Mittel gegen Zahnfleischschwund ist die **Meerrettichwurzel**. Sie sollte sowohl gekaut als auch häufig gerieben gegessen werden. Wie heute bekannt ist, enthält frischer Meerrettich sehr viel Vitamin C. Dieser Wirkstoff hat eine ausgesprochen antiskorbutische Wirkung, ist wichtig für ein gesundes festes Zahnfleisch und zum Schutz vor Zahnausfall. Eine sehr reichliche Versorgung mit Vitamin C sollte daher bei Zahnfleischschwund neben der äußerlichen Behandlung nicht vergessen werden.

Zahnkaries

Gegen die früher übrigens sehr seltene Karies oder Zahnfäule wurden **Karotten** empfohlen: Mehrmals täglich, am besten nach oder zwischen den Mahlzeiten, tüchtig eine gut gebürstete rohe Karotte kauen.

Zahnneuralgien

In leichteren Fällen helfen Mundspülungen oder Kompressen entweder mit **Pfefferminzaufguß** oder **Nelkenaufguß**. Dafür brühe man entweder 1 TL Minze oder 2–3 Gewürznelken mit einer Tasse kochendem Wasser auf und lasse 5–10 Minuten ziehen.

Hilfreich sind ebenfalls fünfminütige und mehrmals zu wiederholende Mundspülungen mit einem Aufguß aus gleichen Teilen **Minze, Spitzwegerichblättern, Schafgarbe** und **Baldrianwurzel**. Man nehme je 1 TL und überbrühe die Kräuter zusammen mit einem halben Liter kochendem Wasser. 10 Minuten ziehen lassen und abseihen.

In schwereren bzw. bei hartnäckigen Neuralgien versuche man außerdem **Kohlauflagen**: Rot-, Grün oder dunklere Weißkohlblätter von den groben Adern befreien und in dreifacher Lage auf die schmerzende Stelle legen. Mindestens vier Stunden oder auch über Nacht aufliegen lassen.

Zahnschmerzen

Ein hohler Zahn kann bekanntlich schrecklich quälen, und wenn dann der Zahnarzt fern ist, wie früher auf dem Lande, muß man sich erst einmal selbst helfen.

Mit **Schnaps** oder einem anderen starken, alkoholischen Getränk einen kleinen Wattebausch tränken und in den schmerzenden Zahn stecken. Bei Bedarf mehrmals erneuern.

Recht wirkungsvoll sind **Gewürznelken**: Entweder eine Gewürznelke in den hohlen Zahn stecken oder noch besser einige Nelken kurz in Wasser aufkochen, bis sie angeweicht sind, und diese dann in den kariösen Zahn stecken. Mit dem Kochwasser (1 Tasse pro 2–3 Nelken) kann man zwischendurch Spülungen vornehmen.

Um für Notfälle ausgerüstet zu sein, empfiehlt es sich, **Nelkenöl** (Eugenol) in die Hausapotheke aufzunehmen (Apotheke). Bei Bedarf ein wenig Watte damit tränken und in den Zahn stecken.

Zahnschmerzen infolge eines Geschwürs lindern Sie fürs erste mit Spülungen oder Kompressen mit folgendem **Kräutersud**: Je 1 TL voll **Salbei, Kamille, Eibischwurzel** und **Bockshornklee** in ½ l kaltem Wasser ansetzen, aufkochen und zugedeckt 10 Minuten ziehen lassen. Abseihen. Jeweils mindestens eine Viertelstunde lang spülen.

Zuckerkrankheit

Die Behandlung der Zuckerkrankheit oder Diabetes melitus muß in erster Linie auf Diät beruhen, wobei mit Ausnahme bestimmter Obstsorten, aller Gemüse und Fleisch, Kohlenhydrate sowie Fette nur in der vom Arzt erlaubten Menge zugeführt werden dürfen. Auch die medikamentöse Behandlung, sofern notwendig, ist nach ärztlicher Vorschrift vorzunehmen. Zur unterstützenden Behandlung bieten sich nachstehende Kräuterzubreitungen an.

Bohnenschalentee: 2–3 Handvoll frische oder getrocknete Bohnenschalen in 1 l kaltem Wasser ansetzen, zum Kochen bringen und auf kleiner Flamme zugedeckt noch 15 Minuten weiterkochen lassen. 2–3 Stunden ziehen lassen und abseihen. Über den Tag verteilt tassenweise trinken.

„Diabetes-Mischung“: 1 EL Heidelbeerblätter (Sammeln vor der Blüte, später geerntete Blätter haben ihre Wirkkraft verloren), 1 EL Erdbeerblätter, 1 EL zerstoßene Wacholderbeeren zusammen in ½ l kaltem Wasser langsam zum Kochen bringen. Vom Herd nehmen und zugedeckt 10 Minuten ziehen lassen. Den Abguß auf drei Tassen täglich verteilen, vor den Mahlzeiten trinken.

Klettenwurzeltee: 30 g Wurzel mit ½ l kaltem Wasser ansetzen und 15 Minuten zugedeckt kochen sowie ebensolange ziehen lassen. Den Abguß über den Tag verteilt tassenweise trinken.

Einen wirksamen Tee kann man sich ebenfalls aus den Wurzeln der **Natternwurz** (Wiesen- oder Schlangenknöterich) und **Ruprechtskraut** bereiten: 30 g Wiesenknöterichwurzeln in 1 l kaltem Wasser ansetzen und 10 Minuten auf kleiner Flamme zugedeckt köcheln lassen. Vom Herd nehmen und 10 g Ruprechtskraut beifügen. Zugedeckt 10 Minuten ziehen lassen und abseihen. Durchschnittlich 2–3 Tassen über den Tag verteilt zwischen den Mahlzeiten trinken.

Erfahrungsgemäß lassen sich durch regelmäßige oder kurweise Anwendungen dieser einfachen Maßnahmen häufig Diabetes-Medikamente reduzieren.

Dies allerdings darf natürlich nur nach Absprache und mit Zustimmung des behandelnden Arztes geschehen.

Grundsätzlich unterstützend wirken bei der Zuckerkrankheit **Kohlsaftkuren**: Während jeweils 2–3 Wochen trinke man 1–2 Gläser (je nach Größe) mit dem elektrischen Entsafter hergestellten Saft aus Grün- oder Weißkohl.

Würzen und Heilen

Man sagt der deutschen Hausfrau nach, ihr Repertoire an Gewürzen beginne beim Salz und ende beim Pfeffer. Daran ist regional betrachtet sicher etwas Wahres. In Bayern jedoch hat man erfahrungsgemäß schon immer gerne das Essen gewürzt. Und dies keineswegs nur mit Pfeffer und Salz.
Vom Schweinebraten beispielsweise ist der Beifuß gar nicht wegzudenken. In die Knödel kommt jede Menge Petersilie, und in den nicht weniger berühmten Leberknödeln darf u. a. das gewisse Quantum Majoran nicht fehlen. Ein Krautsalat verlangt nach viel Kümmel, der Kartoffelstampf schmeckt erst mit Muskat, wie es sich gehört, und Apfelkompott ohne Zimt ist schlichtwegs undenkbar.
Frische und getrocknete Küchenkräuter sowie Gewürze sind hochkarätige Duftträger. Gleichzeitig enthalten sie aber auch Wirkstoffe, die jedes Essen bekömmlicher machen und die Gesundheit fördern. Man darf deshalb durchaus behaupten, daß Würzkunst auch Heilkunst ist. Man sollte aus diesem Grunde bestimmte Kräuter nicht nur im Notfall als Tee oder für andere arzneiliche Zubereitungen gebrauchen, denn als Speisezusatz können sie bereits eine vorsorgliche Wirkung entfalten.

Anis wirkt appetitanregend und verdauungsfördernd, krampf- und schleimlösend. Die Samen gebraucht man für Kompotte und Gebäck, manchmal auch in Blaukraut (Rotkohlgerichte).

Basilikum wirkt magenstärkend, beruhigend und ist gut gegen Schleimhautreizungen. Basilikum gibt man in Erbsengerichte, in Salatmarinaden, zu Lamm-, Schweine- und Rinderbraten.

Beifuß fördert ungemein die Verdauung von allen fetten Speisen. Die frischen oder getrockneten Blütenrispen gehören unbedingt zum Schweinebraten, zur Gans und zur Ente. Sie werden mitgebraten. Auch Schmalz schmeckt feiner, wenn man etwas Beifuß untermischt.

Bohnenkraut ist magenfreundlich. Es unterstützt die Verdauung von Hülsenfrüchten und macht diese bekömmlicher. Bohnenkraut gehört an alle Bohnengerichte und Eintöpfe mit Hülsenfrüchten. Es verfeinert aber auch Hammel- und Kartoffelgerichte.

Borretsch oder Gurkenkraut wird ausschließlich frisch verwendet. Er stärkt das Herz und die Nerven. Borretsch macht den Geschmack von Gurken intensiver, wird aber auch an Kartoffelsalat gegeben.

Dill verhindert Blähungen und Verdauungsbeschwerden. Neueren Erkenntnissen zufolge enthält das frische Kraut mehr Vitamin C als Petersilie.

Estragon wirkt harntreibend und magenstärkend. Er hilft bei Magenkrämpfen und gegen Darmparasiten. Die Blättchen finden Verwendung für Salate und Marinaden, aber auch für helles geschmortes Fleisch wie Huhn, Kaninchen und Kalb.

Fenchel wirkt appetitanregend, verdauungsfördernd, krampflösend und schmerzlindernd. Mit den Samen würzt man Gebäck und Brot, den Fischsud für Karpfen und Gurkengerichte oder -salate.

Ingwer, den man früher als ganze getrocknete Wurzel in der Apotheke besorgte, ist appetitanregend und wirkt schweißtreibend. Außerdem tut er Galle und Bauchspeicheldrüse gut. Mit Ingwer würzt man Süßspeisen, Apfelkompott und Bratäpfel.

Kerbel wirkt anregend, verdauungsfördernd und harntreibend. Man würzt damit Eierspeisen, Salate und Brühe.

Koriander verbessert die Verdauung. Sparsam verwendet kommt er manchmal an Blaukraut (Rotkohlgerichte), ins Weihnachtsgebäck, in Wildbeizen und in Rote Bete-Salate.

Kümmel wirkt anregend und macht Kohl bekömmlicher. Die Samen gehören außer in Weißkohl- oder Krautgerichte an den Schweinebraten.

Liebstöckel hat sich gegen Magen- und Darmbeschwerden bewährt. Es verhindert Blähungen und Völlegefühl. Die Blätter geben Eintopfgerichten, Fleisch und Gemüsebrühen einen kräftigen, aromatischen Geschmack.

Lorbeer ist appetitanregend und tut dem Magen gut. Die Blätter gebraucht man für Fleischmarinaden, Sud für Kochfleisch, Sauerbraten und kräftige Brühen.

Majoran wirkt krampf- und schmerzlindernd sowie magenstärkend. Majoran kommt an Leber- und Eintopfgerichte, Bratkartoffeln und Füllen für Gans und Ente.

Muskatnuß wirkt anregend und verdauungsunterstützend. Sparsam verwendet gibt Muskat Kartoffelgerichten und Kohl erst das gewisse „Etwas".

Nelken (Gewürznelken) sind magenfreundlich und bakterientötend (antibakteriell). Sie gehören in Fleischmarinaden, Fischsud, Rotkohl und Süßspeisen wie Kompotte.

Oregano (Wilder Majoran oder Dost) fördert Appetit und Verdauung, stärkt den Magen und begünstigt den Gallenfluß. Man würzt mit ihm geschmortes Kalbfleisch und Kartoffelgerichte.

Petersilie, die grundsätzlich nur frisch verwendet wird, ist reich an Vitaminen, wirkt harntreibend und verdauungsfördernd. Petersilie ist eine Art „Alleswürze". Sie paßt und verfeinert eigentlich alle Zubereitungen, in welche man auch Salz gibt.

Rosmarin wirkt anregend, stimuliert vor allem Leber und Galle und stärkt einen empfindlichen Magen. Rosmarin paßt am besten zu Lammbraten sowie zu Schweinerücken. Er verträgt sich auch ausgezeichnet mit Tomaten und daraus zubereiteten Saucen oder Gerichten.

Salbei fördert die Absonderung von Verdauungssäften und begünstigt die Heilung entzündeter Magenschleimhäute sowie der Atemwege. Man würzt damit Lamm- und Schweinebraten, Aal und Leber.

Schnittlauch, der grundsätzlich nur frisch verwendet wird, enthält Vitamine und viel schwefelhaltiges ätherisches Öl, das die Verdauung verbessert und gegen Darmparasiten wirkt. Schnittlauch paßt zu Eiergerichten, hellen Saucen, in klare Suppen, Eintöpfe und Salate.

Thymian und Quendel (wildwachsender mitteleuropäischer Thymian) fördern insbesondere die Verdauung von fetten Speisen. Daneben wirken sie krampflösend und bakterientötend. Man gebraucht Thymian zum sparsamen Würzen von Fleisch mit dunkler Sauce, Wild, Geflügelfüllungen, deftigen Eintöpfen und für den Schweinebraten (anstatt Beifuß).

Vanille wirkt anregend und nervenstärkend, antiseptisch und verdauungsfördernd. Mit der auch heute noch kostbar und teuren Vanille bzw. mit dem frischen Mark der Schote würzt man Kompotte und süße Quarkspeisen, süße Aufläufe und Kakaogetränke.

Wacholderbeeren wirken schweiß- und harntreibend und sind daher besonders gut bei Blasenleiden sowie bei Rheuma und Gicht. Wacholderbeeren dürfen nicht fehlen im Sauerkraut, in Fleischmarinaden, in Fischsud und Wild.

Zimt wirkt nervenstärkend, kreislauffördernd und antiseptisch. Er paßt sehr gut zu allen süßen Gerichten und Getränken.

Nach Möglichkeit sollten frische Kräuter den getrockneten vorgezogen werden. Getrocknete Kräuter und Gewürze müssen stets gut verschlossen und dunkel aufbewahrt werden. Licht und Luft bzw. Sauerstoff beeinflussen die Qualität des Lagergutes. Dadurch verlieren Kräuter und Gewürze sehr rasch an Aroma sowie an Wirksamkeit. Samengewürze wie Kümmel, Koriander, Fenchel und Anis sollte man nie gepulvert kaufen. Durch Lagerung im Handel wie auch zu Hause kann die Qualität beträchtlich leiden. Bei Bedarf kann man die Samen auch in der Kaffeemühle mahlen. Getrocknete Kräuter haben ihre Wirkung auch bei besten Bedingungen meist ein Jahr nach der Ernte verloren. Man braucht sie bis dahin auf oder ersetzt sie durch frische Ware, was natürlich vor allem für Selbstsammler gilt.

Körper- und Schönheitspflege

Auch zu Großmutters Zeiten war man selbstverständlich auf ein adrettes, frisches Aussehen bedacht. Die Badestube früherer Zeiten, in der erst relativ spät der große Zuber durch eine Wanne ersetzt wurde, konnte es hinsichtlich Ausstattung natürlich nicht mit den modernen chromblitzenden Badezimmern mit Teppichboden aufnehmen. Auch das riesige Arsenal an Tuben und Töpfchen, Flaschen und Gläsern mit Cremes und Emulsionen, Schaumbädern und Lotionen fehlte. Was in einem Hängeschränkchen untergebracht und grundsätzlich wichtig für Sauberkeit und Körperpflege war, nahm sich verglichen mit heute, recht bescheiden aus und stammte aus der Apotheke. Alkohol war darunter, Bor- und Rosenwasser, und noch so einiges, was man nicht selbst herstellen konnte. Denn Großmutter machte ihre Kosmetika noch selbst und immer frisch aus natürlichen Ingredienzen. Und manche Schönheitsmittel brauchte man sich ganz einfach auch nur aus der Küche oder der Speisekammer zu holen. Was hindert uns daran, es ebenso zu machen?

Augenfältchen

Augenfältchen oder Krähenfüße reibt man regelmäßig mit einem Aufguß von **Gewürznelken** ein: 5 Nelken mit 1 Tasse kochendem Wasser überbrühen und zugedeckt 10 Minuten ziehen lassen. Am besten mit einem Wattebausch auftupfen.

Augenpflege

Strahlende und ausdrucksvolle Augen erhält man, wenn man sie mehrmals wöchentlich oder gerade bei Bedarf mit **Rosenwasser** behandelt. Entweder dafür eine Augenwanne verwenden oder 10 Minuten lang Kompressen auflegen.

Regelmäßige Augenbäder mit **Borwasser** haben vor allem eine antibakterielle Wirkung. Man gebrauchte es früher gerne, wenn man zu Entzündungen neigte.

Zum Strahlen bringen auch Bäder mit **Kornblumenabguß** die Augen: 1 EL der Kornblumenblüten mit 1 Tasse siedendem Wasser überbrühen und zugedeckt 10 Minuten ziehen lassen. Abseihen und auf verträgliche Temperatur abkühlen lassen. Am besten mit einer Augenwanne anwenden.

Verweinte Augen lindern am besten Kompressen mit **Rosenwasser** oder **Schwarztee** oder **Lindenblütentee**.

Tränende Augen lassen sich gut mit folgenden Kompressen behandeln: Je 1 TL **Malvenblüten** und **Minze** mit 1 Tasse siedendem Wasser überbrühen oder 1 TL **Kornblumenblüten** und 10 **Kamillenblüten**. 5–10 Minuten ziehen lassen und abseihen.

Bei häufig geschwollenen Augenlidern (es kann u. U. eine Nierenerkrankung dahinterstecken) kann man gleichzeitig Kompressen anwenden und einen Kräuteraufguß trinken. Für die Kompressen überbrühe man am einfachsten 2 Beutelchen **Schwarztee** mit siedendem Wasser.

Kurz ziehen lassen, die Teebeutel herausnehmen, auf verträgliche Temperatur abkühlen lassen und 10 Minuten auf die Augen legen.

Der **Kräuteraufguß** wird mit je 1 TL Minze, Melisse und Anissamen bereitet. Mit 1 großen Tasse Wasser überbrühen und 10 Minuten ziehen lassen. Abseihen. 3 Tassen täglich nach den Mahlzeiten trinken.

Augenringe

Augenringe bringt man leichter mit folgenden Hausmitteln zum Verblassen. **Quark** ist wirksam: Dick auftragen und 20–30 Minuten einwirken lassen.

Malvenpulver: Feingepulverte Blütenblätter der Malve mit etwas lauwarmem Wasser zu einer Paste rühren und dick auf die Augenringe tragen. Eine halbe Stunde einwirken lassen und mit klarem Wasser abspülen.

Zur besseren Behandlung von innen her hat sich häufig **Petersilie** bewährt; täglich auf nüchternen Magen einige frische Stengel Petersilie ausgiebig kauen.

Bäder

Vollbäder dienen nicht allein der Körperreinigung. Mit entsprechenden Zusätzen pflegen und verschönern sie auch die Haut. Diese Bäder werden bevorzugt nach einer Dusche genommen. Man bleibt 15 Minuten im nicht zu heißen Badewasser und tupft sich dann nur trocken oder läßt die Haut nach Möglichkeit von der Luft trocknen.

Empfindliche, leicht entzündliche Haut kann man beruhigen, wenn man den Absud von **Wiesenkönigin** ins Badewasser gibt: 250 g des Krauts in 2 l kaltem Wasser langsam zum Kochen bringen und zugedeckt 15 Minuten auf sehr kleiner Flamme köcheln lassen. Abgießen.

Hautstraffend wirkt ein Bad mit **Gelatine**: In 2 l kaltem Wasser 250 g pulverisierte Gelatine auflösen, wenigstens 5 Stunden stehen lassen und ins vorbereitete Badewasser rühren.

Zart wird die Haut durch ein **Hefebad**: 100 g Bäckerhefe in 1 l warmem Wasser auflösen und ins Badewasser rühren.

Trockene, spröde Haut wird weich mit einem **Glyzerinbad**: ½ l Glyzerin (Apotheke) mit Rosenwasser nach Belieben verrühren und ins Badewasser mischen.

Busenpflege

Zur Erhaltung eines schönen, straffen Busens braucht es meist nicht viel. Wichtig ist vor allem die regelmäßige Pflege. Allmorgendlich den Busen nur kurz mit kaltem Wasser abduschen.

Für regelmäßige straffende „Masken" eignet sich sehr gut **rohes Apfelmus**: 1–2 (oder je nach Größe des Busens auch mehrere) Äpfel fein reiben, auf den Busen verteilen und 15–20 Minuten einwirken lassen. Das Apfelmus abwischen und den Busen danach mit **Quendel-** oder **Thymianabguß** abtupfen: 2 EL des Krauts in ¼ l kaltem Wasser zum Kochen bringen. 10 Minuten zugedeckt ziehen lassen und abseihen. Lauwarm oder kalt anwenden und trocknen lassen.

Doppelkinn

Wer zu einem Doppelkinn neigt, ohne daß zu starke Fettpolster dafür zuständig sind, lege regelmäßig Kompressen mit einer **Efeuabkochung** auf: 1 Handvoll Efeublätter mit ½ l kaltem Wasser langsam zum Kochen bringen, 15 Minuten ziehen lassen, abseihen und Kompressen damit tränken, die 10–15 Minuten aufgelegt werden.

Falten

Falten und Runzeln sind bekanntlich eine ganz normale Alterserscheinung der Haut. Ebenso sehr ist es aber der Wunsch der meisten Frauen, deren Bildung zu verhindern bzw. hinauszuzögern und gar erst recht einem frühzeitigen Entstehen entgegenzuwirken. Das war zu früheren Zeiten genauso der Fall wie heute. Die Mittel mögen sich zwar unterscheiden, die Wirkung der alten Kosmetika muß dabei aber keineswegs weniger effektvoll sein. Jedenfalls enthalten die selbsthergestellten Schönheitsmittel keinerlei chemische Duft- und Konservierungsstoffe.

Mohnblütenlotion: 1 geh. EL Blüten vom Ackermohn mit 1 Tasse kochendem Wasser überbrühen, kurz ziehen lassen und abseihen. 1–2 mal täglich einmassieren.

Honigmaske: In 1 geh. EL nicht erhitzten und nicht flüssigen Bienenhonig 1 gestr. EL Rahm oder selbstgemachten Quark ohne Salz rühren. Auf das saubere Gesicht (am besten nach einem Dampfbad) streichen und im Liegen eine halbe Stunde einwirken lassen. Mit lauwarmem Wasser abspülen und mit kaltem Wasser nachspülen.

Anti-Falten-Creme: 30 g weißes Bienenwachs auf sehr kleiner Flamme auflösen. Zuerst 20 g Honig, dann den frisch gepreßten Rohsaft von 1–2 Zwiebeln langsam unterrühren. Vom Herd nehmen und weiterrühren bis zum Abkühlen. In einen sauberen verschließbaren Topf oder ein Glas füllen und verschlossen kühl aufbewahren. Leicht an den kritischen Stellen einmassieren.

Frisch gepreßter **Kirschensaft** auf die Haut aufgetupft und antrocknen lassen, wirkt ebenfalls der Fältchenbildung entgegen. Frisch zubereiteter **Karottensaft** eignet sich ebenfalls.

Tonisierend und der Runzelbildung entgegen wirken **Kompressen** mit der Abkochung von **Wegwarte**: 2 EL Kraut und zerkleinerte Wurzel mit 2 Tassen kaltem Wasser ansetzen, zum Kochen bringen und zugedeckt 15 Minuten auf kleiner Flamme weiterkochen lassen. Vom Herd nehmen, 15 Minuten ziehen lassen und abseihen. Lauwarm oder kalt anwenden.

Oft wurde früher auch **Lilienzwiebel** gegen Faltenbildung angewandt: 1 Lilienzwiebel durchschneiden und mit der Schnittfläche das Gesicht abreiben. Etwa 15 Minuten einwirken lassen und danach mit lauwarmem Wasser abspülen.

Fußpflege

Wer den ganzen Tag auf den Beinen ist und seine Füße womöglich auch noch durch unpassendes – weil mitunter zu hohes oder zu enges Schuhwerk malträtiert, hat sicherlich eine gute Fußpflege nötig.

Erfrischend und straffend wirkt eine **Gurkenlotion**: 100 g frisch gepreßten Gurkensaft durch ein Papierfilter oder ein Stück Gaze abseihen und mit derselben Menge 90%igem Alkohol vermischen. In einer Glasflasche aufbewahren. Zum Einreiben oder Einmassieren der Füße verwenden.

Sehr empfindliche Füße kann man auch mit **Lindenblütenöl** sanft einmassieren: 1 Handvoll Lindenblüten mit ¼ l Speiseöl erhitzen (selbstverständlich darf dabei das Öl aber nicht zu qualmen beginnen) und 24 Stunden ziehen lassen. Sehr fein abseihen und in einer Flasche verkorken.

Straffend und belebend wirkt auch ein Fußbad mit **Erlenabguß:** 1 Handvoll Erlenblätter in 1 l kaltem Wasser langsam zum Kochen bringen. 15 Minuten ziehen lassen, abseihen und in ein warmes Fußbad gießen, das 10–15 Minuten angewandt wird.

Geschwollene, müde Füße kann man mit einem Fußbad lindern, in das man den Abguß von **Minze** schüttet: 1 Handvoll Minzeblätter mit 1 l kochendem Wasser überbrühen und zugedeckt 15 Minuten ziehen lassen. Abgießen. Dauer des Fußbades: 10–15 Minuten.

Weitere Rezepte gegen Fußbeschwerden finden sich unter dem entsprechenden Stichwort.

Gesichtspflege

Normale Haut

Rosenwasser (ohne Alkohol, Apotheke) eignet sich gut als erfrischende und adstringierende Gesichtslotion, die man morgens und abends nach der Reinigung auch auf Hals und Dekolleté aufträgt.

Bei gereizter oder leicht irritierter Haut nach zu starker Sonneneinwirkung beruhigt und erfrischt auch ein Abguß von **Lindenblüten**: 1 EL davon mit 1 Tasse kochendem Wasser überbrühen und zugedeckt 5–10 Minuten ziehen lassen. Abseihen und abkühlen lassen.

Eine Nährmaske bereitet man aus 2 EL **Quark** (Vollmilch oder Sahnequark) und 1 **Eigelb**. Verrühren, gleichmäßig auftragen, wobei die Augen freibleiben, und 20–30 Minuten einwirken lassen. Abwaschen mit reichlich lauwarmem Wasser.
Bei müdem, grauem Teint wirkt gut eine **Karottenmaske**: 1 frisch geraspelte Karotte oder das frische Abgeschabte, das sonst in der Küche in den Mülleimer kommt, mit 1 EL Mehl und 1–2 EL Rahm oder süßer Sahne vermischen. Auftragen und 20 Minuten einwirken lassen. Gut abspülen.

Eine Reinigungsmaske stellt man sich her aus **Heilerde** und **Spitzwegerich**: Einige frische Spitzwegerichblätter mit 1 Tasse Wasser kräftig aufkochen lassen. 10 Minuten ziehen lassen, abseihen. Mit dem Absud Heilerde zu einem dünnflüssigen Brei rühren und auf das Gesicht auftragen. 20–30 Minuten eintrocknen lassen und abwaschen.

Eine **Gurkenmaske** wirkt feuchtigkeitsspendend: ½ Gurke (möglichst keine Salat-, sondern Gemüsegurke) fein pürieren mit 1–2 EL Rahm und 1–2 EL feingemahlenem Leinsamen vermischen. Dick auf das Gesicht auftragen (Augen freilassen) und 20–30 Minuten einwirken lassen. Abwischen und gut abspülen.

Rahm oder süße Sahne sind auch eine Wohltat für Hals und Dekolleté. Regelmäßig auftragen und kurze Zeit einwirken lassen.

Fette Haut

Salbeiabguß als Lotion angewandt reguliert die Talgdrüsenproduktion und wirkt adstringierend (zieht die Poren zusammen): 2 EL der Blätter mit 1 Tasse kochendem Wasser überbrühen, 10 Minuten ziehen lassen und abseihen. Vor dem Anwenden etwas abkühlen lassen.

Gut für fette, großporige Haut ist auch das regelmäßige Abreiben mit einer **Zitronenscheibe**.

Bei starker Mitesserbildung, wie sie bevorzugt bei fetter Haut ebenfalls auftritt, hilft die regelmäßige Anwendung von **Holunderblütenabguß** als Gesichtswasser und für Kompressen: 10–15 g der Blüten mit ¼ l siedendem Wasser überbrühen, zugedeckt 10 Minuten ziehen lassen und abseihen.

Eine **Gurkenkern-Sahne-Maske** ist Balsam für die fette und großporige Haut: 2 EL gemahlene Gurkenkerne (und nach Möglichkeit noch 1 EL Kürbiskerne) mit Rahm oder süßer Sahne verrühren und auf das gereinigte Gesicht auftragen. Die Augen freilassen. Die Maske eine halbe Stunde einwirken lassen und mit viel kaltem Wasser abspülen.

Eine **Traubenmaske** regt den Hautstoffwechsel an, wirkt erfrischend und straffend: Zerdrückte Trauben oder ausgepreßte Traubenschalen auf das Gesicht verteilen und 20 Minuten einwirken lassen. Mit klarem Wasser abspülen.

Zur regelmäßigen Tiefenreinigung der Haut empfiehlt sich auch bei fetter Haut eine Maske mit **Heilerde** und **Spitzwegerichabguß** wie für die normale Haut. Anwendung einmal wöchentlich oder alle 14 Tage.

Erfrischend und die Poren zusammenziehend wirkt auch dieses Gesichtswasser: In ¼ l Regenwasser entweder 10 g **Eichenrinde** oder 10 g **Nußbaumrinde** ansetzen, zum Kochen bringen und zugedeckt auf kleiner Flamme 10 Minuten weiterkochen lassen. 10 Minuten ziehen, abseihen und etwas abkühlen lassen.

Fleckige Haut

Dunklere Flecke auf der Haut, wie sie manchmal von Aknenarben zurückbleiben, kann man regelmäßig mit **Apfel- oder Obstessig** einreiben. Wer die Möglichkeit hat, kann auch frischen **Birkensaft** als Kompressen verwenden. Auch Mittel, die den Teint aufhellen, können benützt werden. Sie finden sich unter dem Stichwort „Heller Teint".

Trockene Haut

Ein gutes Gesichtswasser bei trockener und spröder Haut ist ein Abguß von **Steinklee**: 2 EL davon mit 1 Tasse siedendem Wasser überbrühen, zugedeckt 5 Minuten ziehen lassen, abseihen und am besten lauwarm anwenden.

Zum Erfrischen nach der Gesichtswäsche eignet sich gut auch **Rosenwasser** (ohne Alkohol, Apotheke).

Für trockene und sehr empfindliche Haut kann man bestens einen Abguß von **Kornblumen** empfehlen: 1 geh. EL der Blüten mit 1 Tasse siedendem Wasser überbrühen, zugedeckt 10 Minuten ziehen lassen und abseihen. Für Kompressen oder als Gesichtswasser benützen.

Für die regelmäßige Pflege trockener Haut hat sich sehr gut **Mandelmilch** bewährt. Sie macht die Haut weich und kann auch natürlich für die Körperpflege verwendet werden: Dafür werden 30–40 g Mandeln mit kochendem Wasser überbrüht und nach kurzem Ziehenlassen geschält. Feinmahlen, in eine kleine Glas- oder Porzellanschüssel geben und langsam in kleinen Mengen ¼ l Vollmilch unterrühren. Über Nacht im Kühlschrank stehen lassen. Dann durch ein Stück Mull abseihen, die Mandelpaste gut ausdrücken und die Milch in einem sauberen Fläschchen verkorkt kühl aufbewahren und möglichst bald verbrauchen.
Die zurückbleibende **Mandelpaste** kann mit etwas Sahne oder Quark verrührt noch als Gesichtsmaske dienen: Auf das Gesicht verteilen und 20 Minuten einwirken lassen. Abspülen mit viel klarem Wasser.

Trockene, strapazierte und schuppige Haut erhält am besten eine **Kürbis-Sahne-Maske**: 1 kleines Stück geschälter frischer Kürbis wird in kleine Würfel geschnitten (etwa 3–4 EL voll) und in ca. 1 Tasse süßer Sahne weichgekocht. Auf dem Herd noch Haferflocken unterrühren, so daß ein sämiger, nicht mehr zu stark fließender Brei entsteht. Während die Maske etwas abkühlt, ein Gesichtsdampfbad nehmen, damit die Poren sauber und gut geöffnet sind. Den noch warmen Brei auftragen und im Liegen 20–25 Minuten einwirken lassen. Danach mit viel klarem Wasser (am besten Regenwasser) abspülen.

Gesichtsrötungen

Rote Flecken im Gesicht oder eine rote Nase infolge schlechter Durchblutung kann man meist mit Lotionen und Masken lindern.

Kastanienschalen: 1 geh. EL der zerkleinerten Schalen mit 1 Tasse Wasser zugedeckt 10 Minuten auf kleiner Flamme kochen, dann 20 Minuten ziehen lassen und abseihen. Mit einem damit getränkten Wattebausch morgens und abends die Haut abtupfen.

Knollensellerie: 2 EL feingeriebene Knolle in 1 Tasse kaltem Wasser ansetzen und aufkochen. 15 Minuten ziehen lassen und fein abseihen. Morgens und abends nach der Gesichtswäsche mit einem Wattebausch auftupfen.

Porree: 1–2 EL frischen Porreesaft mit der gleichen Menge Buttermilch verrühren. Auf das Gesicht tupfen.

Vogelmiere (Hühnerdarm-Vogelmiere, Mäusedarm): 1 Handvoll frisches Kraut auspressen und mit dem Saft die roten Stellen einmassieren. 1–2 Stunden eintrocknen lassen und danach das Gesicht mit lauwarmem Wasser abspülen.

Heilerde-Maske: 2–3 EL Heilerde mit etwas Wasser zu einem dickflüssigen Brei anrühren, auf die entsprechenden Stellen auftragen und 30 Minuten eintrocknen lassen. Abreiben und mit viel lauwarmem Wasser nachspülen.

Haarpflege

Normales Haar

Gründlich sauber und zugleich sehr schonend wäscht man das Haar mit **Seifenkrautwurzel**: Je nach Haarlänge 1–2 Handvoll kleingeschnittene Wurzel in 1 l kochendes Wasser werfen und 15 Minuten ziehen lassen. Abgießen und etwas abkühlen lassen.
Einmal monatlich sollte man auch problemlosem, normalem Haar eine Kur gönnen, damit es gesund und schön bleibt: Das Haar reichlich mit einem guten **Speiseöl** oder einer Mischung aus je zur Hälfte Klettenwurzelöl und Rhizinusöl einmassieren, mit einem groben Kamm durchfrisieren und 1–2 Stunden unter einer Duschhaube einwirken lassen. Danach wie gewohnt, aber gut das Haar waschen.

Als kräftigende **Spülung** für normales Haar eignet sich **Bier**. Danach aber noch kurz mit kaltem Wasser nachspülen.

Blondes Haar wird heller und glänzender, wenn man es zum Schluß mit **Kamillenabguß** spült.

Dunkelblondes und braunes Haar bekommt rotbraunen Glanz, wenn man die Haare regelmäßig nach der Wäsche mit starkem **Schwarztee** spült.

Fettes Haar

Um stark fettendes Haar zu waschen, bietet sich **Panamarinde** an. Man bekommt sie auch heute noch beim Apotheker, bringt davon 1–2 EL in ½ bis 1 l kaltem Wasser zum Kochen. 20 Minuten ziehen lassen. Mit dem noch gut warmen Abguß davon das Haar einschäumen.

Als regelmäßige Haarkur wendet man bei fettem Haar **Eigelb mit Rum** an: Pro 2 Eigelb nimmt man 1 Schnapsgläschen Rum. Beides kräftig verquirlen, auf Kopfhaut und Haar verteilen und einmassieren. 20–30 Minuten einwirken lassen. Anschließend waschen.

Als Spülung eignen sich auch bei fettem Haar je nach Haarfarbe **Kamillen- oder Schwarztee**.

Bei fettem Haar mit gleichzeitig verstärktem Haarausfall kann die Abkochung von **Tausendgüldenkraut** hilfreich sein: 80 g davon in ¼ l kaltem Wasser, vermischt mit ¼ l Essig 2 Stunden ziehen lassen. Danach kurz aufkochen und 15 Minuten zugedeckt ziehen lassen. Fein abseihen und in eine Flasche füllen. Regelmäßig damit die Kopfhaut leicht massieren.

Anstelle des Tausendgüldenkrautes kann auch **Quendel** oder Thymian genommen werden, um ein alkoholisches Haarwasser herzustellen: 125 g gerebeltes Kraut in ¼ l Essig ansetzen, kurz aufkochen und abkühlen lassen. Danach ¼ l Rum beifügen und 5–7 Tage in einer Flasche mazerieren lassen. Abgießen, das Kraut ausdrücken und fein abseihen. Regelmäßig damit die Kopfhaut zart massieren.

Sprödes Haar

Für trockenes und sprödes Haar eignet sich am besten eine Abkochung der **Seifenkrautwurzel** für die Wäsche, wie bei normalem Haar.

Als Haarkur eignet sich am besten **Rindermark**: Einige Markknochen (je nach Haarlänge 2–4 Stück) kochen und das gekochte Mark mit ein wenig Glyzerin (Apotheke) vermischen. Auf das Haar bzw. besonders auf die Spitzen auftragen, durchkämmen und mehrere Stunden unter einer Duschhaube einwirken lassen. Danach das Haar gründlich waschen.

Als Spülungen kann man besonders **Zitronenmelisse-** sowie **Kamille- und Brennesselabkochungen** empfehlen. 2 Handvoll Zitronenmelisse (oder je 1 Handvoll Zitronenmelisse und Quendel oder Thymian) in 1 l kaltem Wasser ansetzen, 15 Minuten köcheln, 15 Minuten ziehen lassen und abseihen. 1 EL Essig beifügen. Die andere Spülung bereitet man ebenso aus je 1 Handvoll Kamilleblüten und Brennesselblättern.

Handpflege

Wenn beispielsweise nach der Gartenarbeit die Hände stark verschmutzt sind, bearbeite man sie tüchtig mit **rohen Kartoffelhälften**. Auch Nikotinflecken an den Fingern lassen sich auf diese Weise entfernen.

Strapazierte Hausfrauenhände werden zarter, wenn man sie einige Minuten in **Kartoffelpüreereste** steckt, unter das man 1 Löffel **Glyzerin** gemischt hat. Das Püree antrocknen lassen, danach lauwarm abspülen.

Schöne weiße Hände bekommt man durch regelmäßige Anwendung von **Kleie**. Die Hände anfeuchten, in Kleie stecken und danach Wollhandschuhe darüberziehen. 30 Minuten einwirken lassen und lauwarm abspülen.

Damit die Hände zart bleiben, sollte man einmal wöchentlich ein **warmes Ölbad** nehmen. Die Hände im Öl eine Viertelstunde lang baden.

Häufiges Einreiben der Hände mit **Buttermilch** wirkt ebenfalls pflegend und läßt braune Flecken verblassen.

Pflegende Handbäder lassen sich mit einem **Kräuteraufguß** zubereiten: 1 EL Kamillenblüten, 1 EL Quendel oder Thymian und 1 EL Melisse mit ½ l kochendem Wasser überbrühen und 10–15 Minuten ziehen lassen. Das Handbad dauert jedesmal 5–10 Minuten und kann etwa fünfmal verwendet werden. Der Abguß wird jedesmal etwas aufgewärmt.

Ein pflegendes und aufhellendes **Massageöl** für die Hände kann man sich aus 1 EL frischem Petersiliensaft und 1 TL süßem Mandelöl bereiten.

Hautstraffung

Müde und welk aussehende Haut spricht gut auf untenstehende belebende und hautstraffende Mittel an.

Aufguß von Schafgarbe: 1 EL geschnittenes Kraut mit 1 Tasse siedendem Wasser überbrühen und 10 Minuten zugedeckt ziehen lassen. Abseihen und für eine 15minütige Gesichtskompresse lauwarm verwenden.

Erfrischend und hautstraffend wirkt ebenfalls eine **Apfelmaske**: 1 sauren Apfel reiben, etwas Honig unterrühren und auf das gereinigte Gesicht auftragen. 20–30 Minuten im Liegen einwirken lassen, die Maske abwischen und mit viel klarem Wasser abspülen.

Erdbeermaske: 1–2 schöne große Erdbeeren halbieren und damit gut das saubere Gesicht einreiben. 1 Stunde eintrocknen lassen und abspülen.

Ein bißchen umständlicher zuzubereiten, aber ganz hervorragende Mittel zur Belebung, Entspannung und Straffung der Haut können wahlweise wie folgend hergestellt werden.

Kornblumenlotion: 2 EL Kornblumenblüten mit 1 Tasse kochendem Wasser überbrühen und 10 Minuten zugedeckt ziehen lassen. Abseihen und auf wenigstens lauwarme Temperatur abkühlen lassen. Auf Gesicht, Hals und Dekolleté auftupfen und eintrocknen lassen.

Waldmeisterlotion: 1–2 EL Waldmeisterblätter mit 1 Tasse kaltem Wasser ½ Stunde ziehen lassen, zum Kochen bringen und nochmals 15 Minuten ziehen lassen. Abseihen und als Gesichtswasser benützen.

Haselnußblattlotion: 1–2 EL Haselnußstaudenblätter in 1 Tasse kaltem Wasser eine halbe Stunde ziehen lassen. Kurz aufkochen und zugedeckt 15 Minuten ziehen lassen. Abseihen und das Gesicht damit betupfen oder als Kompresse auflegen und 10–15 Minuten einwirken lassen.

Hautunreinheiten

Bei häufiger auftretenden Hautunreinheiten sollte von innen wie von außen behandelt werden. Zur inneren Behandlung eignen sich Kräutertees und Säfte.

Stiefmütterchentee: 25 g Stiefmütterchen in ½ l kaltem Wasser ansetzen und einmal gut aufkochen, dann 10 Minuten ziehen lassen. 2–3 Tassen ungesüßt vor oder zwischen den Mahlzeiten trinken. Den Rest für ein- bis zweimal tägliche Kompressen verwenden.

Klettenkompressen: 1 geh. EL möglichst frische, zerkleinerte Klettenwurzel in 1 Tasse kaltem Wasser 1 Stunde ziehen lassen. Danach auf sehr kleiner Flamme aufkochen und zugedeckt 15 Minuten ziehen lassen. Abkühlen und durchseihen. Der Abguß für Kompressen ist wirksam bei sehr fetter Haut (Seborrhoe) mit Unreinheiten.

Fette, unreine Haut spricht außerdem meist gut auf Kompressen mit Abkochungen der **Wiesenköniginwurzel** an: 2 EL zerkleinerte Wurzel in 1 großen Tasse kaltem Wasser eine halbe Stunde ziehen lassen. Anschließend auf kleiner Flamme 15 Minuten zugedeckt köcheln und danach ebenso lange ziehen lassen. Abseihen und Kompressen damit tränken.
Erdrauchabguß: 1–2 EL Kraut mit 1 Tasse Vollmilch aufkochen und 10 Minuten ziehen lassen. Abseihen und für Gesichtswaschungen gebrauchen.

Tomatenlotion: 40 ml Alkohol (90 %) mit 100 ml frischgepreßtem und durch einen Papierfilter geseihten Tomatensaft vermischen. 15–20 Tropfen Glyzerin (Apotheke) beifügen und verschlossen und kühl aufbewahren. Regelmäßig damit die Hautunreinheiten betupfen.

Bei unreiner, stark fettender Haut wirken wöchentliche **Heilerdemasken** sehr gut: 2 EL Heilerde mit Wasser oder Stiefmütterchenabguß zu einem dickflüssigen Brei anrühren und auf das Gesicht tragen, wobei die Augenpartien frei bleiben müssen. Im Liegen so lange einwirken lassen, bis die Maske ganz durchgetrocknet ist und sich einfach abreiben läßt. Mit kaltem Erdrauchabguß das Gesicht abwaschen oder abtupfen.

Ein gutes Gesichtswasser bei unreiner Haut ist **Regenwasser mit Rosmarin und Orangenschalen**: ¼ l Regenwasser mit 1 TL Rosmarin und der kleingeschnittenen Schale ½ Orange langsam aufkochen und zugedeckt 10 Minuten ziehen lassen. Danach abseihen und kühl aufbewahren.

Bei stark entzündeten Pickeln wirkt frischgepreßter **Kressesaft** beruhigend und heilend. Als Behandlung von innen her sollte man gegen die Hautunreinheiten in regelmäßigen Abständen „Hautreinigungskuren" durchführen:

Kressekur: Täglich während 2–3 Wochen ein Likörglas voll frischgepreßtem Kressesaft (Garten- oder Wasserkresse), vermischt mit Karotten- oder anderem frisch zubereitetem Gemüse oder Obstsaft. Trinken vor dem Frühstück oder Mittagessen.

Zwiebelkur: Täglich während 2–3 Wochen 2–3 Likörgläser frischgepreßter Zwiebelsaft vor den Hauptmahlzeiten, vermischt mit anderen frischen Gemüsesäften. Oder: Am Abend 1 geschälte Zwiebel feinhakken, mit 1 Tasse brühendem Wasser übergießen und zugedeckt stehen lassen. Am Morgen den Abguß davon pur oder mit Gemüsesaft vermischt vor dem Frühstück trinken.

Haut, die vor allem zur Bildung von Mitessern (Komedonen) neigt, sollte täglich morgens und abends mit **Seifenkrautmilch** lotioniert werden: 1 EL des Krautes oder nur die Blätter in 1 Tasse Buttermilch über Nacht ziehen lassen. Morgens etwas aufwärmen und damit das Gesicht betupfen bzw. abreiben.

Ein anderes Mitessermittel kann man mit **Senneblättern** zubereiten: 1–2 TL Senneblätter mit 1 Tasse kochendem Wasser überbrühen und 15 Minuten ziehen lassen. Abseihen und als warme Kompressen anwenden.

Hornhaut

Laufen in knappen Sommersandalen ohne Strümpfe führt häufig genauso zur Verhornung der Haut an den Füßen wie früher das Tragen von Holzschuhen. Doch läßt sich die Hornhaut einfach wieder beseitigen: Man nimmt ein 10–15minütiges Fußbad, dem man einen guten Schuß **essigsaure Tonerde** beigefügt hat. Danach läßt sich die aufgeweichte Hornhaut leicht mit einem Bimsstein entfernen.

Hühneraugen

Die recht schmerzhaften Hühneraugen, die sich infolge ständigen Drucks durch verkehrtes oder zu enges Schuhwerk bilden, behandelte man einst mit dem frischen Stengelsaft des Sinntaus oder Sonnentaus. Heute steht diese rar gewordene, insektenfressende Pflanze unter Naturschutz und darf wildwachsend selbstverständlich nicht mehr gesammelt werden. Aber es gibt ja auch noch eine Reihe anderer Pflanzen, um gegen Hühneraugen vorzugehen.

Schöllkraut: Der frische Saft wird direkt vom Stengel auf das Hühnerauge geträufelt. Regelmäßig wiederholen. Schöllkrautsaft ist giftig. Er soll nicht mit Wunden in Berührung kommen. Nach dem Gebrauch sind die Hände zu waschen.

Mauerpfeffer: Die frischen Blätter zerquetschen und regelmäßig auf das Hühnerauge auflegen.

Efeu: Einige frische, saubere Efeublätter etliche Tage in Essig ziehen lassen. Mit diesem Essig kleine Kompressen tränken und über Nacht auflegen. Danach ist das Hühnerauge meist „mürbe“.

Lauchblätter (Porree) sind ebenfalls sehr wirkungsvoll gegen Hühneraugen: Ein Lauchblatt waschen, sehr klein schneiden und 24 Stunden in Essig legen. Diesen Essig genauso wie den Efeuessig anwenden. Danach kann das Hühnerauge entsprechend behandelt werden.

Die Mauerpfeffer-, Efeu- und Lauchrezepte können ebenfalls bei Schwielen angewandt werden.

Lippenpflege

Tägliches leichtes Bürsten der Lippen mit einer weichen Zahnbürste hält sie straff und gut durchblutet.

Spröde und aufgesprungene Lippen behandelt man am besten mit selbstgemachtem **Quark** (ohne Salz) oder Honig: Einfach auf die Lippen dünn auftragen und möglichst lange einwirken lassen. Mit lauwarmem Wasser abspülen.

Heilsam sind aber ebenfalls folgende Zubereitungen wie **Wallwurzbutter**: 1 EL frisch geriebene Wurzel (bekannt auch als Beinwell) mit 1 EL zerlassener warmer Butter gut vermischen und 30 Minuten stehen lassen. Damit die Lippen einreiben.

Quittengel: 2 EL Quittenkerne zerstoßen oder mahlen und mit ½ Tasse warmem Wasser so lange verrühren, bis die Masse gelartig wird. Damit die aufgesprungenen Lippen einreiben oder betupfen.

Lungenkrautöl: 1 Handvoll frische Lungenkrautblätter (Bockskraut) kurz in kochendes Wasser legen, herausnehmen und gut abtropfen lassen. Eventuell noch zwischen einem sauberen Tuch trocknen. Dann mit einem ¼ l Öl erhitzen und 24 Stunden ziehen lassen. Abseihen und in einer Flasche verkorken. Zum Einreiben bei spröden oder gesprungenen Lippen verwenden. Kühl und dunkel aufbewahren.

Kartoffel: Im Notfall kann auch das Abtupfen oder Einreiben der Lippen mit einer rohen, halbierten Kartoffel oder frischem Kartoffelsaft hilfreich sein.

Nagelpflege

Leicht splitternde, brüchige Nägel sind oft die Folge des täglichen Umgangs mit Wasch- und Scheuermitteln, können aber auch Zeichen eines Eisenmangels sein.

Zur äußeren Behandlung eignet sich **Mistelöl**: 1 EL fein zerkleinerte Mistelblätter pro 5 EL Öl erhitzen und 3–4 Stunden ziehen lassen. Abseihen und damit die Nägel und das Nagelbett kräftig einmassieren.

Zur Verbesserung der Problemnägel von innen her sollte man **Zinnkraut** oder Schachtelhalm einnehmen: 1 TL des getrockneten und gepulverten Krautes am besten in Joghurt gerührt zweimal täglich einnehmen, bevorzugt kurweise stets 2–3 Wochen lang.

Zu weiche Fingernägel erhalten regelmäßig Behandlungen mit **Heilerde** und **Nußblattabgüssen**. 1 EL kleingeschnittene Walnußblätter in 1 Tasse kaltem Wasser zum Kochen bringen und 10 Minuten ziehen lassen. In dem Abguß die Finger 10 Minuten baden.
Für eine Heilerdebehandlung werden 2 EL davon mit Wasser zu einem dünnflüssigen Brei geruht. Auf die Nägel pinseln und gut antrocknen lassen.

Für die Verbesserung von innen her können kurweise **Blütenpollen** eingenommen werden.

Zur Erhaltung gesunder, schöner Nägel sollte man diese regelmäßig mit süßem **Mandelöl** einmassieren.

Außerdem kann folgender Tee hilfreich sein, den man kurweise trinkt: Je 1 TL Eisenkraut, Bohnenkraut und zerdrückte Wacholderbeeren mit 1 Tasse kaltem Wasser aufkochen und 10 Minuten zugedeckt ziehen lassen. Abseihen und 2–3 Tassen täglich trinken.

Narben

Narben durch schlecht verheilte Wunden mildert man durch tägliches Einreiben mit **Beinwellwurzel**: Man benötigt dazu ein frisches Stück Wurzel (Wallwurz), die dunkel und kühl, aber nicht im Kühlschrank gelagert werden darf. Die Wurzel wird angeschnitten, und mit der Schnittfläche reibt man zweimal täglich das Wundmal ein. Mit Fettpapier umwickeln und vor jeder Behandlung ein Stück abschneiden, so daß mit stets frischer Schnittfläche behandelt wird.

Schuppen

Gegen Schuppen gebrauchte man früher sehr oft Sellerieabguß sowie Kapuzinerkressenabguß. Beide Mittel sind durchaus auch heute noch in vielen Fällen hilfreich.

Sellerieabguß: Einige frische Selleriestengel kleinschneiden, in 3 l Wasser ca. 15 Minuten auf kleiner Flamme kochen lassen und mit dem Abguß das frischgewaschene Haar und die Kopfhaut gut spülen.

Kapuzinerkresseabguß: 2 Handvoll Kraut in 1 l kaltem Wasser ansetzen, 10–15 Minuten zugedeckt auf kleiner Flamme kochen lassen. Eine Viertelstunde ziehen lassen und abseihen. Den Abguß davon ins letzte Spülwasser.

Bei starken Schuppen kann man sich eine Kurpackung aus gleichen Teilen **Rhizinusöl und Eigelb** und einem Spritzer Rum bereiten. Vor der Haarwäsche auf die Kopfhaut verteilen und gut einwirken lassen. Danach das Haar gut waschen und spülen.

Schwangerschaftsstreifen

Schwangerschaftsstreifen, wie sie infolge der Dehnung der Haut bevorzugt an Hüften und Unterbauch auftreten können, vermied man früher vorsorglich durch tägliches Einreiben mit **Gänseschmalz**.

Sommersprossen

Sobald sich die Sonne von ihrer starken Seite zeigt, sprießen bei vielen zarten Hauttypen auch Sommersprossen. Wen sie stören, der kann sie mit folgenden Mitteln bleichen. Allerdings muß man sie täglich ein- oder zweimal als Gesichtswasser oder gezielt für Kompressen anwenden.

Petersilienaufguß: Einige frische Stengel mit ⅛ l kochendem Wasser überbrühen und zugedeckt 15 Minuten ziehen lassen.

Zwiebelessig: 1 Zwiebel schälen und feinhacken. Mit 1 großen Tasse Essig auffüllen. Zugedeckt 3 Tage ziehen lassen und abseihen.

Kresse: 1 EL frischen Kressesaft mit wenig Honig verrühren. Auftragen und eine halbe Stunde einwirken lassen.

Löwenzahnblütenabkochung: 1 Handvoll möglichst frische Löwenzahnblüten in ¼ l kaltem Wasser ansetzen. 15 Minuten auf kleiner Flamme zugedeckt kochen lassen und abgedeckt nochmals kurz ziehen lassen. Abgießen und als Gesichtswasser oder für Kompressen verwenden.

Hauswurz (Dachwurz): Die Sommersprossen mit dem frisch aus einem Hauswurzblatt gepreßten Saft einreiben.

Lindenblüten: 1 gute Prise davon mit 1 Tasse Wasser zugedeckt 10 Minuten leise kochen lassen und den Abguß als Gesichtswasser benützen.

Meerrettichaufguß: 3 EL frisch geriebenen Meerrettich mit 1 Tasse kochender Milch überbrühen und 30 Minuten zugedeckt ziehen lassen. Abgießen, die Haut damit betupfen und antrocknen lassen.

Kürbiskernpaste: 2 EL gemahlene Kürbiskerne mit 1 TL Öl (beispielsweise süßes Mandelöl, das zugleich die Haut zart macht) vermischen und diese Paste auf die Sommersprossen verteilen. Eine halbe Stunde einwirken lassen und abwaschen.

Hautaufklärend wirken auch tägliche Einreibungen mit unverdünntem **Obst- oder Apfelessig**.

Teintaufhellung

Nicht braungebrannt, sondern einen hellen, makellosen Porzellanteint wollten sich die Mädchen und Frauen zu Großmutters Zeiten erhalten. Man schützte sein Gesicht vernünftigerweise mit einem breitkrempigen Sonnenhut und bediente sich so mancher Mittelchen, um den Teint hell zu erhalten oder aufzuhellen.

Kopfsalat: Einige Blätter in wenig Wasser kurz kochen und als Maske 15 Minuten auf das Gesicht legen.

Porree: 1–2 grüne saubere und kleingeschnittene Porreeblätter eine Stunde in ¼ l kaltem Wasser ziehen, kurz aufkochen und abkühlen lassen. Abseihen und als Gesichtslotion anwenden.

Weißkohlsaft: Frischgepreßter Saft von Weiß- oder auch Grünkohl mit Kompressen 20–30 Minuten einwirken lassen und anschließend mit lauwarmem Wasser abspülen.

Aufklärend und zugleich als Hauttonikum gebrauchte man gerne **Heidekrautöl**: 30 g der Blüten mit ⅛ l süßem Mandelöl in einer möglichst braunen Glasflasche verkorkt 2 Wochen ziehen lassen. Durch ein Stück Gaze abseihen und wieder in die Flasche füllen. Abends nach der Gesichtswäsche auf die Haut tupfen und zart einklopfen oder einmassieren.

Tränensäcke

Tränensäcke unter den Augen lassen sich meist verbessern, wenn man sie regelmäßig mit **Kartoffelpflastern** behandelt: 1 kleine geschälte rohe Kartoffel fein reiben und in einem kleinen Topf unter Rühren rasch erwärmen. Auf die Tränensäcke streichen und 10–20 Minuten einwirken lassen. Abwischen und mit viel klarem Wasser nachspülen.

Wimpernpflege

Kräftige, lange Wimpern erhält man, wenn man sie täglich mit **Rhizinusöl** bürstet, dem man auch etwas braunen **Rum** beifügen kann: 4 EL des Öls mit 1–2 TL Rum vermischen. In einer kleinen dunklen Glasflasche verkorkt aufbewahren. Doch soll das Öl nicht in die Augen kommen, da es beißt und die Augen reizen kann.

Zahn- und Mundpflege

Ein früher bevorzugt gebrauchtes Zahnputzmittel und keinesfalls das schlechteste ist **Salz**. Antibakteriell und gut geeignet zur Vorbeugung von Zahnfleischentzündung sowie bei stark angegriffenen Zähnen (Karies) ist das Einmassieren mit einer **Gewürztinktur**: 10 g Gewürznelken und ½ zerkleinerten Stangenzimt in ½ l starken Korn geben und 10–14 Tage verschlossen ziehen lassen. Abseihen und wieder in die Flasche füllen. Regelmäßig damit Zähne und Zahnfleisch einreiben.

Für Mund- und Zahnspülungen eignet sich gut der **Aufguß von Salbei und Nelken**: 1 EL Salbeiblätter und 2 Nelken mit 1 Tasse siedendem Wasser überbrühen, 10 Minuten ziehen lassen, abseihen.

Wer stark unter Karies zu leiden hat, sollte u. U. nicht nur auf die klebrigen Süßigkeiten verzichten. Er kann sich auch ein hilfreiches Mund- und **Zahnwasser** aus **Eisenkraut** herstellen: 1 Handvoll Kraut in ½ l Klarem ziehen lassen. Nach 5–7 Tagen abgießen, das Kraut auspressen und den Klaren fein abseihen. Gut verschlossen aufbewahren. Nach dem Zähneputzen 1 EL davon für eine 2–3minütige Spülung verwenden. Nicht schlucken.

Ein Mundwasser, das antibakteriell wirkt und zugleich für frischen Atem sorgt, bereitet man sich einfach mit 1 Tropfen **Nelkenöl** (Apotheke), den man in 1 Glas Wasser gibt.

Um den Duft nach dem Genuß von Zwiebeln und Knoblauch zu vertreiben, genügt es, einige **Kaffeebohnen** zu zerbeißen, einen Stengel **Petersilie** zu kauen oder ein Stück **Ingwerkonfekt** zu naschen.

Der regelmäßige Biß in einen festen **Apfel** sorgt ebenfalls für frischen Atem. Außerdem bringt die in den Äpfeln enthaltene Kleesäure die Zähne zum Strahlen.

Braune Zähne durch zu reichlichen Nikotin- oder Schwarzteegenuß bekommt man wieder fleckenlos weiß mit **Schlämmkreide** (Apotheke), mit der man tüchtig die Zähne bearbeitet.

Küche und Keller

„Essen und trinken hält Leib und Seele zusammen“, ist ein in Bayern gern gebrauchtes und auch oftmals von meiner Großmutter zitiertes Sprichwort.
Damit war aber längst nicht nur die herzhafte werk- und feiertägliche Kost gemeint. Vielmehr bereitete und braute Großmutter auch so allerhand Außergewöhnliches, das nicht nur Zunge und Magen guttut, sondern auch der Gesundheit förderlich ist oder sogar mitunter als Medizin gebraucht wurde. Eine kleine Auswahl solcher Rezepte finden sich auf den folgenden Seiten.

Großmutters Sommerquark

Milchkaltschalen, Sauermilch und auch Quark wurden in den heißen Sommermonaten und gerade nach einem „hitzigen" Erntetag auf dem Lande hoch geschätzt. Diese Erzeugnisse erfrischen, sind ausgesprochen bekömmlich und gesund.
Vom Spätfrühling an bis zum frühen Herbst bereitete Großmutter Quark mit Labkraut. Genauer gesagt handelt es sich dabei um das Echte Labkraut oder Liebfrauenstroh, das die Fähigkeit hat, Milch zum Gerinnen zu bringen. Es hat also dieselbe Wirkung wie das „Lab", ein Gerinnungsferment im Magen der Kälber.
Für die Bereitung von ca. 1 Kilogramm Quark benötigt man nicht mehr als eine gute Handvoll Labkrautblätter und gelbe Blüten, die in Rispen angeordnet sind. Man läßt sie über Nacht in einer Tasse kaltem Wasser ziehen, seiht am Morgen fein ab und gießt die Flüssigkeit in 2 l Roh- oder Vorzugsmilch, die lauwarm (zwischen 25 und 30 Grad C) sein muß. Mit einem sauberen Küchentuch abdecken und an einem mäßig und gleichbleibend warmen Platz 12 bis 24 Stunden ruhen lassen, bis die Milch gedickt ist.
Danach auf ein feuchtes Mulltuch stürzen (am besten in einem großen Seiher) und abtropfen lassen. Den Quark in eine Schüssel füllen und nach Belieben mit Salz, Pfeffer und frischen Kräutern abschmecken.
Wenn die Quarkzubereitung schneller gehen soll: das Labkraut abbrühen, in ein Stück Mull oder Gaze binden und in die lauwarme Milch hängen, bis diese zu stocken beginnt.

„Brauner"

Hinter dieser Bezeichnung verbirgt sich ein Käse, der aus der bei der Quarkherstellung abgetropften Molke bereitet wird. Die Molke ist ein hervorragendes Getränk für Darm und Nieren und kann bei Leberbeschwerden empfohlen werden. Wird sie nicht getrunken, versuche man einmal den „Braunen". Dazu versetzt man die Molke mit einem guten Spritzer Obstessig und 1 geh. TL Steinkleeblüten (frisch oder getrocknet) oder Gewürzen nach Belieben. Danach im offenen Topf auf kleiner Hitze so lange einkochen lassen, bis eine gelbe, recht zähe Masse ent-

standen ist. Das braucht schon etwas Zeit, weshalb man die Molke früher auf eine Herdecke stellte. Da kaum Gefahr des Anbrennens besteht, braucht nur hin und wieder einmal umgerührt zu werden. Die zähe Masse wird in eine kleine Schüssel gefüllt und zum Abkühlen beiseite gestellt.
Frisch zubereitet ist dieser Käse streichfähig. Erst bei kühler Lagerung wird er zunehmend härter und dunkler, bis man ihn nach zwei bis drei Tagen nur noch schneiden kann.

Buttermilchquark

Roh- oder Vorzugsmilch gibt es nicht überall. Und selbst dem, der auf dem Lande wohnt, steht nicht immer frisches Labkraut zur Verfügung. Doch läßt sich ein unvergleichlich köstlicher Quark auf recht einfache Weise auch noch anders zubereiten.
Um etwa 700 g Quark zu erhalten, brauchen Sie lediglich 1 l Milch, wobei es auch pasteurisierte sein darf, sowie 0,4 l Buttermilch. In einem entsprechend großen Topf wird die Milch bis zum Kochen gebracht. Dann gießt man die Buttermilch hinzu. Noch eine Minute auf dem Feuer lassen, bis die Milch gut geronnen ist. Zum Abkühlen vom Herd nehmen.
Inzwischen einen großen Seiher mit einem Quarktuch auskleiden und das Gerinnsel mit einer Schaumkelle aus dem Topf in den Seiher geben. 2 bis 3 Stunden abtropfen lassen. Fertig ist der Quark. Er braucht nur noch nach Belieben abgeschmeckt zu werden.
Die zurückgebliebene Molke nicht weggießen, sondern trinken oder zu „Braunem“ verarbeiten. Oder auch einen Teil davon für die Konservierung von frischem selbstgemachten Quark verwenden, wie unten beschrieben.

Quarkkonservierung

Einen größeren Vorrat an selbstgemachtem Quark kann man sehr gut ohne Kühlschrank lagern, in dem er sehr leicht austrocknet. Dazu braucht der frischgemachte Hausquark lediglich auf folgende alte Weise konserviert zu werden:

Nach dem Abtropfen wird der Quark in einen Topf zu ein wenig bereits erhitzter Molke gegeben. Mit einem Holzlöffel gut verrühren und „verkneten“, bis eine feste Masse entstanden ist, die nicht mehr auseinanderfällt. Vom Herd nehmen und würzen. So beispielsweise mit etwas Salz, Pfeffer, Kümmel und Fenchel. Nun aus der Masse kleine runde Kugeln von Knödelgröße formen und diese kurz in siedendes Wasser tauchen (es bildet sich dadurch eine dünne Haut), danach sofort mit kaltem Wasser abschrecken. Abtropfen und in Butterbrotpapier einwikkeln oder in ein großes Glas in gekochte und abgekühlte Molke legen, der man einige Zweiglein Quendel oder Thymian, Lorbeerblätter und einige Wacholderbeeren beigefügt hat. Kühl stellen.

Bier hausgemacht

Man darf ohne jede Überheblichkeit behaupten, daß wir hier in der Bundesrepublik das beste Bier der Welt brauen. Sowohl was Geschmack als vor allem natürlich die Reinheit anbelangt, weil glücklicherweise noch immer das Reinheitsgebot aus dem Jahre 1516 gilt. Danach darf Bier nur aus den vier Naturgrundstoffen Wasser und Gerste (oder in wenigen Ausnahmen auch Weizen) sowie Hopfen und Malz hergestellt werden.

Was dabei herauskommt, ist ein wahrhaft edler Gerstensaft, der – in Maßen genossen versteht sich – ausgesprochen gesundheitsfördernde Wirkungen hat. Wie wir heute wissen, enthält Bier eine Reihe lebenswichtige B-Vitamine, wirksam für Nerven und eine gute Magen-Darmfunktion. Daneben finden sich im Bier etliche Mineralstoffe und Spurenelemente sowie verdauungsfördernde Bitterstoffe und weibliche Hormone, die vom Hopfen stammen.

Bier verbessert die Magensaftproduktion und steigert den Appetit. Ein Glas Bier vor dem Essen wird nicht selten als „Medizin“ verordnet, damit Rekonvaleszenten wieder schneller zu Kräften kommen.

Gleichzeitig stimuliert Bier die Nierentätigkeit und hat dadurch einen harntreibenden Effekt. Mitunter wird Bier daher auch zum Austreiben kleinerer Nierensteine in der ärztlichen Therapie herangezogen.

Doch nicht genug der guten Eigenschaften, denn ein „kühles Helles“ ist überdies die beste Arznei für genervte und streßgeplagte Zeitgenossen.

Das haben groß durchgeführte wissenschaftliche Untersuchungen an der amerikanischen Yale-Universität gezeigt. Danach vermögen ein bis zwei kleine Flaschen langsam getrunkenes Bier wesentlich zur Beruhigung und Entspannung der Nerven beizutragen, ohne daß es zu Beeinträchtigungen oder Nebenwirkungen kommt, wie dies ja häufig der Fall bei Einnahme von beruhigenden und entspannenden Chemotherapeutika oder Psychopharmaka der Fall ist.
Dafür, daß das Nationalgetränk der Bayern niemals ausgeht, sorgen allein schon im Freistaat zwischen Main und Alpen die vielzähligen größeren und kleineren Brauereien. Mit ihrem Bier in Konkurrenz zu treten ist schwer. Und selber kann man es schon gar nicht besser machen. Nichtsdestoweniger möchte ich Ihnen ein altes Rezept zum Bierbrauen im Haushalt nicht vorenthalten. Man weiß ja nie, wie Großmutter immer meinte, wofür es noch einmal gut sein kann.

Um 10 l Bier herzustellen benötigen Sie 25 g Hopfendolden, 250 g Gerste, 400 g Kristallzucker, 10 g Bäckerhefe, 1 EL Zichorienkaffee (früher häufig gebrauchter und auch heute noch erhältlicher Kaffee-Ersatz), 1 Emailtopf mit Deckel, Fassungsvermögen ca. 12–15 l, 1 Trichter sowie saubere, einwandfreie Bierflaschen mit Schnappverschluß.

Zubereitung:
Die Gerste in ein Leinensäckchen binden, die Hopfendolden zusammen mit dem Zichorienkaffee in ein anderes Säckchen geben. In den Topf mit 10 l kaltem Wasser hängen und bei mittlerer Hitze 40 Minuten köcheln lassen. Diesen Brausatz auf lauwarm abkühlen lassen. Inzwischen den Zucker in wenig Wasser auflösen, ebenso die Hefe mit etwas lauwarmem Wasser.
Das Säckchen mit der Gerste aus dem Topf nehmen, ebenso den Sack mit dem Hopfen und diesen gut ausdrücken. Den aufgelösten Zucker sowie die aufgelöste Hefe in den Brausatz rühren. Den Topf zudecken und 24 Stunden ruhen lassen.
Danach wird das Bier mit Hilfe des Trichters in die Flaschen gefüllt, wobei der Kragen freibleiben muß. Die Flaschen offen nochmals 24 Stunden stehen lassen. Nun den auf dem Bier gebildeten Schaum entfernen (durch Blasen oder mit dem Finger). Die Flaschen verschließen und bis zum Genuß noch eine Woche kühl und dunkel lagern.

Johannisbeerwein

Die vielen Früchte und Beeren, die es jedes Jahr in den großen Bauerngärten zu ernten gab, konnten nicht alle sofort gegessen werden. Aber das war ja auch nicht Sinn der Sache. Die Äpfel wurden im Keller gelagert, Pflaumen wurden getrocknet, aus Früchten und Beeren wurde Marmelade gekocht oder sie wurden bevorzugt als Ganzes eingeweckt, um sich einen Vorrat für die übrige Jahreszeit zu sichern.
So manches Obst, das im Garten gezogen als auch außerhalb gesammelt wurde, verarbeitete Großmutter zu einem guten Tropfen, zu Weinen, Likören und Schnäpschen. Sie wurden dann aber nicht nur zu festlichen Gelegenheiten kredenzt, sondern oft auch als Arznei getrunken, die nicht nur für Familienmitglieder bestimmt war. Wenn Großmutter sich nämlich auf den Weg machte, einen Kranken oder Genesenden zu besuchen, dann steckte in ihrer offenen braunen und schon abgewetzten Ledertasche in der Regel immer eine Flasche mit Selbstgemachtem, manchmal auch ein Johannisbeerwein, der folgendermaßen zubereitet wird. Sie benötigen für 10 l Wein zwei Fäßlein von je 10 l Mindestfassungsvermögen, 5–7 kg rote oder schwarze Johannisbeeren, 2–3 kg Zukker, 4 l Wasser (möglichst kein Leitungs-, sondern Brunnen- oder Quellwasser).

Zubereitung:
Die frischgepflückten, verlesenen und gewaschenen Beeren kommen in ein glasiertes Gefäß und werden zerdrückt. Mit einem Leinentuch abdecken und 2 Tage stehen lassen. Danach auf ein nasses Tuch kippen und kräftig auspressen. Den so gewonnenen Saft abmessen, mit derselben Menge Kristallzucker vermengen und die doppelte Saftmenge Wasser beifügen. Sobald sich der Zucker aufgelöst hat, die Flüssigkeit mit Hilfe eines Trichters in eines der Fäßchen gießen und einen Deckel mit zwei Löchern aufsetzen. Während 2 Wochen lang muß nun täglich der Schaum entfernt werden, der sich durch die Gärung bildet. Dazu gießt man in das eine Loch mit Hilfe des Trichters ein wenig Wasser, so daß der Schaum aus dem andern Loch aufsteigt. Nach zwei Wochen wird das Faß geschlossen und drei Monate lang stehen gelassen. Nach dieser Zeit gießt man den Wein in ein zweites Fäßchen und läßt nochmals drei Monate lang lagern. Der Wein ist nun fertig und kann in Flaschen abge-

zogen werden, die man liegend in einem kühlen Raum lagert und jahrelang aufbewahren kann.

Kirschwein

Diesen köstlichen Wein erhielten insbesondere blutarme Erwachsene und Rekonvaleszenten. Kurweise täglich ein bis zwei Gläschen davon wurden aber auch gegen arteriosklerotische Beschwerden getrunken. An Zutaten benötigt man für beispielsweise 15 l Wein 5 l frischgepreßten Kirschensaft, 5 kg Kristallzucker, 5 l lauwarmes Wasser, 4 EL Bierhefe (flüssig oder gepulvert), 3 Zimtstangen, 2,5 l guten Korn (wenigstens 40 Vol.).

Zubereitung:
Den Kirschensaft mit dem Kristallzucker verrühren, bis sich dieser aufgelöst hat. Die Bierhefe mit dem lauwarmen Wasser verrühren und mit den Zimtstangen unter den Kirschensaft mischen. Schließlich noch den Korn beifügen und in einen gut verschließbaren Behälter, z. B. ein kleines Faß, füllen, den Stangenzimt zugeben und gut verschlossen bei möglichst gleichmäßiger Temperatur 2 Wochen gären lassen. Danach sorgfältig in ein zweites Fäßchen umfüllen. Dazu benutzt man einen Trichter, in welchen man einen Papierfilter gesteckt hat. Der Wein muß nun noch verschlossen zwei Monate ruhen. Danach kann er in Flaschen abgefüllt und luftdicht verkorkt werden. Das geschieht am besten dadurch, daß man die verkorkten Flaschen etwa zweifingerdick in heißes flüssiges Wachs oder erhitztes Saupech (Kolophonium) taucht und dann kaltstellt zum Erstarren. Wegen der Feuergefährlichkeit des Erhitzens von Saupech darf dies grundsätzlich nicht bei offenem Feuer geschehen.

Holunderblütenwein

Ein Holunderbusch im Garten ersetzt die Apotheke, sagte man früher gar nicht so zu Unrecht. Blüten und Beeren wirken harn- und schweißtreibend, Saft und Marmelade sind u. a. gut gegen Verdauungsstörungen und Nervenschmerzen, und die Blätter schließlich helfen das Blut

säubern, um nur einige gute Eigenschaften des „Hollerbusches“ zu erwähnen.
Erfrischend und anregend wirkt ein Wein, den man wie folgt zubereiten kann. Dazu benötigt man 5 l Brunnen- oder Quellwasser, einige frische, 2–3 Tage an einer schattigen Stelle getrocknete Blütendolden (ca. 100 g), 250 g Kristallzucker, 5 EL Essig, ½ in dünne Scheiben geschnittene Zitrone.

Zubereitung:
Die verlesenen Holunderblüten mit den Zitronenscheiben mit einem dünnen Bindfaden in ein Stück Gaze wickeln. Das Wasser mit dem Essig erwärmen, den Zucker beifügen und darin auflösen. In einen verschließbaren oder abdeckbaren Steintopf füllen und das vorbereitete Säckchen hineinhängen. Verschließen und eine Woche in einem warmen Raum mit möglichst gleichmäßiger Temperatur stehen lassen. Nach dieser Zeit, das Gazesäckchen öffnen und die Holunderblüten sowie die Zitronenscheiben in die Flüssigkeit schütteln und gut verrühren. Wieder abdecken und noch 3 Tage lang ziehen lassen. Durch einen Trichter, der mit einem Papierfilter ausgelegt wird, in vorbereitete Schnapsflaschen nicht ganz bis zum Rand hoch füllen. Verschließen und dunkel und kühl noch ein bis zwei Wochen lagern. Dann ist der spritzige Wein genußreif.

Brombeerwein

Wenn der Sommer sich seinem Ende zuneigte, begann für uns Kinder die höchst vergnügliche Brombeerernte. Jedes mit einem kleinen Eimer versorgt, ernteten wir die Brombeersträucher in der Umgebung ab. Allerdings zeigte sich so eine Sammelaktion nicht selten auch von der ermüdenden Seite, dauerte es doch mitunter recht lang, bis man sein Quantum geschafft hatte, weil die schönsten Beeren eben zuerst ins „Kröpfchen und danach ins Töpfchen“ wanderten. Von dem daraus auch zubereiteten Brombeerwein durften wir Jungen sowieso nicht trinken. Doch auch das – erlaubte – Probieren bestätigte mir schon damals, daß es sich um eine leckere Sache handelt.
Abgesehen von einer Ballonflasche, einem passenden Korken und einem Glasröhrchen (es kann auch ein Plastikröhrchen oder ein einfacher

Strohhalm sein) sowie frischen Brombeeren sind noch Kristallzucker, Weinsteinsäure (Drogerie) und Bierhefe nötig.

Zubereitung:
Einen Eimer bzw. etliche Kilogramm frische, schöne und gut ausgereifte Brombeeren in einem großen Steinguttopf oder glasierten Gefäß gründlich zerdrücken oder quetschen. Mit einem Tuch abdecken und bei Zimmertemperatur 2 Tage stehen lassen. Danach den Saft fein abseihen, die Saftmenge abmessen, beiseite stellen und die gleiche Menge Wasser wieder zu den Fruchtrückständen in das Gefäß zurückgießen. Gut durchrühren, mit dem Tuch wieder abdecken und über Nacht ziehen lassen. Am nächsten Morgen wie beim erstenmal abseihen und die Flüssigkeitsmenge abmessen. Mit dem bereits tags zuvor beiseitegestellten Saft vermischen und in die Ballonflasche füllen. Pro Liter Saft fügen Sie nun 250 g Kristallzucker, 1 g Weinsteinsäure und 1 TL Bierhefe zu, die mit 2–3 EL lauwarmem Wasser verrührt worden ist. Den Korken der Ballonflasche der Länge nach durchbohren und das Glas oder Plastikröhrchen durchschieben. Den Korken auf die Flasche setzen, wobei das Röhrchen nicht in die Flüssigkeit tauchen soll. An einen gleichmäßig warmen Platz stellen. Nach sechs Wochen ist der Wein reif zum Abfüllen.

Eisenkrautlikör

Zum Abschluß eines üppigen Festessens wurde früher wie heute gerne etwas Verdauungsförderndes kredenzt, das natürlich der Zunge genauso munden sollte wie dem Magen, beispielsweise ein Eisenkrautlikör. Für seine Herstellung benötigt man 200 g getrocknetes Eisenkraut, 1 Vanilleschote, 500 g Kristallzucker, 1 Flasche (0,7 l) starken Korn.

Zubereitung:
Die Vanillestange aufritzen, mit dem Eisenkraut in den Korn geben und 4 Wochen lang gut verschlossen ziehen lassen. Danach abgießen, das Kraut auspressen und den Korn fein abseihen, was am besten durch einen Papierfilter geschieht. Den Zucker in wenig gekochtem Wasser gut auflösen, abkühlen lassen. Gut unter den abgeseihten, vorbereiteten Korn rühren und in saubere Flaschen verschließen.

Estragonlikör

Für die Herstellung dieses ausgezeichneten Verdauungstropfens benötigt man 50 g frische, saubere und einwandfreie Estragonblättchen, 1 Flasche starken Korn, 500 g Kristallzucker.

Zubereitung:
Die Estragonblätter gut verschlossen 2–3 Wochen im Korn ziehen lassen und in der Zwischenzeit mehrmals umrühren. Abgießen, die Blätter ausdrücken und den Korn fein abseihen. Den Zucker in wenig gekochtem Wasser gut auflösen und abkühlen lassen. Danach in den Alkohol mischen und in vorbereitete, gut verschließbare Flaschen füllen.

Melissenlikör

Für diesen Verdauungslikör sind an Zutaten nötig 1 Flasche (0,7 l) starker Korn, 200 g Melisse, 150 g Kristallzucker.

Zubereitung: Das verlesene Melissenkraut zwei Wochen lang im Alkohol gut verschlossen ziehen lassen. Abgießen, das Kraut auspressen und fein abseihen. Den Zucker in wenig gekochtem Wasser schmelzen lassen und abkühlen. Danach in den Alkohol mischen und in Flaschen füllen.

Wacholderbeerlikör

Der Likör, von dem ein Gläschen auch so mal schmeckt, wird hergestellt mit 1 Flasche (0,7 l) starkem Korn, 30–40 g Wacholderbeeren, 350 g Kristallzucker.

Zubereitung: Die etwas zerdrückten Wacholderbeeren 2–3 Wochen lang in einem verschlossenen Gefäß oder in einer Flasche ziehen lassen. In dieser Zeit häufig umrühren oder schütteln. Abgießen und nochmals durch einen Papierfilter fein abseihen. Den Zucker in wenig gekochtem Wasser auflösen und nach dem Abkühlen unter den Korn rühren. Abfüllen.

Heidelbeerlikör

Für diesen sehr aromatischen, feinen Likör benötigt man an Zutaten 1 kg frische, verlesene Heidelbeeren, 1–2 Gewürznelken, etwas Stangenzimt, 1 kg Kristallzucker, ½ l Weingeist, ½ l guten Korn.

Zubereitung: Die Heidelbeeren mit den Nelken und dem Zimt in 1–1½ l Wasser rasch weichkochen. Den Zucker in einen Steinguttopf oder eine glasierte Schüssel geben und die Heidelbeermasse darübergießen. Zudecken und über Nacht kühl stellen. Danach das Ganze durch ein feuchtes Küchentuch ablaufen und absetzen lassen. Den Saft vorsichtig in einen Topf gießen und etwas erhitzen. Vom Feuer nehmen, abkühlen lassen und den Alkohol darunterrühren. In vorbereitete, gut verschließbare Flaschen füllen und bis zur ersten Probe noch wenigstens 2 Wochen kühl lagern.

Nußschnaps

Ein früher viel auf dem Lande hergestelltes alkoholisches Getränk ist der Nußschnaps, für dessen Bereitung folgende Zutaten erforderlich sind: 1 Flasche starker Korn (0,7 l), 150–200 g grüne Walnüsse, ½ Zimtstange.

Zubereitung:
Die Walnüsse grob zerkleinern und mit dem Zimt in eine Flasche füllen. Den Korn darübergießen und gut verschlossen 3–4 Wochen an einem sonnigen und warmen Platz ziehen lassen. Nach dieser Zeit fein abseihen, nach Belieben ein wenig mit in Wasser gelöstem Zucker süßen und in eine Flasche abfüllen.

Haushaltstips

Bekanntlich führt man heute in der Regel einen Haushalt wesentlich anders als noch vor wenigen Jahrzehnten. Die Familien sind kleiner geworden, was den Arbeitsaufwand vermindert. Gleichzeitig erleichtern immer mehr Maschinen und Geräte die Arbeit in der Küche wie im Haushalt überhaupt, für dessen Sauberhaltung inzwischen unzählige spezielle Putz- und Reinigungsmittel zur Verfügung stehen. Ohne solche auszukommen, ist heute oft schwer vorzustellen.
In Wirklichkeit jedoch wußten sich unsere Großmütter sehr wohl ohne Chemie zu helfen, wenn es um Sauberkeit, Hygiene, Fleckenentfernung und Schädlingsvertilgung ging. Diese altbewährten Tricks sind erfahrungsgemäß auch für die Hausfrau von heute noch von Wert, zumal sie sich grundsätzlich mit Mitteln durchführen lassen, die sich normalerweise in jedem Haushalt finden und deshalb Extraausgaben unnötig machen.

Ameisenbekämpfung
Ameisen mögen gerne Süßes. Auf ihrem „Pfad“ zum Küchenschrank stelle man ein sehr niedriges Schälchen oder am besten einen Schraubdeckelverschluß auf, in den man einen Klacks Marmelade gibt. Man entfernt die Ameisen samt Falle.
Um die Insekten von Orten fernzuhalten, wo man sie nicht haben will, oder um sie zu vertreiben, streue man auf ihrem Weg oder an den von ihnen in der Küche bevorzugten Plätzen entweder Kaffeesatz oder Zigarettenasche.

Asseln
Diese kleinen Krebstiere, die häufig in feuchteren Kellern vorkommen und auch vor gelagerten Kartoffeln nicht haltmachen, bekämpft man gut mit Kohlrabi. Einen oder mehrere frische Kohlrabi aushöhlen und aufstellen. Die Asseln werden davon angezogen und sammeln sich darin, so daß man sie leicht ausquartieren kann.

Blutflecken
Man bereite einen dicken Brei aus etwas Stärkemehl und 90%igem Alkohol, der auf den Fleck aufgetragen wird. Gut trocknen lassen und dann die Paste abreiben, die den Fleck aufgesogen hat.

Duftende Wäsche
Der Vorrat an Seifen wurde früher stets einzeln zwischen den Wäschestücken aufbewahrt. Auch kleine Säckchen, gefüllt mit Lavendel oder Steinkleeblüten wurde gern zwischen die Leib- und Bettwäsche gesteckt oder im Kleiderschrank aufgehängt.

Entkalken
Wasserkessel, die mit der Zeit Kalk angesetzt haben, befreit man davon mit Kartoffelschalen: 1–2 Handvoll rohe Schalen im halb mit Wasser gefüllten Kessel kochen lassen, bis sich der Kalk löst.

Fettflecken
Öl- und Butterflecken entfernt man mit Kartoffelstärke: Gut damit bestreuen, eintrocknen lassen und die Stärke abbürsten.

Flaschen reinigen
Schmalhalsige Flaschen, die man zwecks Wiederverwendung gründlich reinigen muß, bekommt man in leichteren Fällen wieder sauber, wenn man sie tüchtig mit einer Mischung aus gleichen Teilen Essig und Salz spült. In hartnäckigeren Fällen nehme man eine geschälte und in kleine Würfel geschnittene rohe Kartoffel, vermische diese mit Salz und gebe das Gemisch in die Flasche. Etwas Wasser auffüllen und kurze Zeit stehen lassen. Dann mehrmals kräftig schütteln und ausspülen.

Gefärbte Baumwolle
Gefärbte und nicht farbechte Baumwolle wäscht man am besten mit dem Kochwasser von Bohnen. Das verhindert das Auslaufen und erhält die Farben.

Holzwürmer
Die Holzschädlinge bekämpft man mit Ausdauer und roher Zwiebel: 2 Wochen lang das von den Holzwürmern befallene Holz oder Möbelstück mit einer halbierten Zwiebel abreiben.

Insektenschutz
Wer Angst hat vor einem Bienen- oder Wespenstich, reibe sich mit frischen Walnußblättern ab. Um die Insekten besser von beispielsweise dem Frühstückstisch im Freien fernzuhalten, gehört Meerrettich auf den Tisch oder eine Tomatenpflanze in die Nähe.

Kacheln und Fliesen
Auch alte, stumpfgewordene Kacheln oder Fliesen werden wieder glänzend, wenn man sie mit einer Mischung aus ⅔ Leinöl und ⅓ Terpentin behandelt. Auf die geputzten und getrockneten Kacheln mit einem Lappen dünn auftragen und trocknen lassen.

Kämme und Bürsten
Kämme und Bürsten, aber auch Glas und Schmuckstücke werden gründlich sauber und schonend mit Ammoniak gereinigt: 1 EL davon wird mit 2 Tassen Wasser verdünnt.

Kerzenflecke
Wenn Wachs oder anderes Kerzenmaterial auf Wäschestücke getropft sind, am besten erst trocknen lassen und dann abheben. Die restlichen Spuren beseitigt man, indem man das Wäschestück bzw. den Fleck zwischen zwei Löschblätter legt und mehrmals mit einem heißen Bügeleisen darüber fährt.

Kochdüfte
Unangenehmen Geruch, wie beispielsweise nach dem Kochen von Kohl, vertreibt man aus der Küche, indem man Kräuter kochen läßt: 1 Handvoll stark duftende Kräuter wie Minze, Quendel, Steinklee, Salbei oder andere in wenig Wasser zugedeckt kochen lassen. Vom Feuer nehmen, abdecken und in der Küche stehen lassen.

Kristall
Gegenstände aus Kristall funkeln, wenn man sie mit warmem Wasser spült oder abreibt, dem ein Schuß Amoniak beigefügt wurde.

Korbmöbel
Korbmöbel, heute wieder so modern wie einst für die Gartenlaube, reinigt man mit einem Sud von Sauerampfer.

Küchenkräuter
Frisch geschnittene Petersilie oder andere Küchenkräuter stellt man in ein Glas Wasser, dem man etwas möglichst frische Minze beigefügt hat. Das verhindert den Fäulnisprozeß und hält die Küchenkräuter länger ansehnlich und appetitlich.

Kupfer
Leicht angelaufenes sowie durch Fliegen verschmutztes Kupfer bekommt man leicht sauber, indem man den Gegenstand mit einer halben rohen Zwiebel abreibt. Oxidiertes Kupfer wird wieder wie neu, wenn man es mit erhitztem Essig abreibt, dem man Salz beigefügt hat im Verhältnis 1:1. Notfalls kann man den kupfernen Gegenstand auch einige Stunden in diese Lösung legen.

Mottenschutz
Um Motten von Wäsche oder aus den Schränken fernzuhalten, legte man kleine Mullsäckchen mit Gewürznelken in den Schrank.

Mückenschutz
Um diese Plagegeister aus dem Schlafzimmer zu halten, kann man einen kleinen Strauß Blätter vom Walnußbaum aufhängen. Auch ein Kräuterkissen hält die lästigen Insekten vom Bett fern. Ein kleines Leinenkissen wird dafür mit möglichst vielen getrockneten Kräutern gefüllt, beispielsweise Weißdorn, Eisenkraut, Lindenblüten, Minze, Quendel oder Thymian. Gleichzeitig hilft so ein Kräuterkissen gegen Einschlafstörungen.

Obst
Frisches Obst ist besser gegen Fäulnis gefeit, wenn man zwischen die Früchte einige Knoblauchzehen legt.

Ranzige Butter
Ranzige Butter ist noch zu retten. Man stecke eine frische Karotte einfach in die Mitte des Butterwürfels und lasse sie über Nacht kühl stehen.

Rotweinflecken
Sofort feines Salz daraufstreuen, das aufsaugend wirkt. Dann entfernen und den Rotweinfleck mit einem mit Weißwein getränkten Tampon bearbeiten. Es kann auch Essig verwendet werden. Danach mit kochendem Wasser ausspülen.

Rostentfernung
Blech und Geräte kann man mit frischgepreßtem Tomatensaft entrosten.

Rostschutz
Um leicht rostende Metallgegenstände, wie früher beispielsweise Messer, aber auch Herde und Öfen, vor Rostansatz zu schützen, rieb man sie regelmäßig mit einer rohen halbierten Zweibel ein.

Schnittblumen
Schnittblumen halten sich länger in der Vase, wenn man ein Pfennig-

stück ins Wasser legt. Geschlossene Schnittblumenköpfe öffnen sich, wenn man eine Prise Zucker ins Wasser streut.

Silber putzen
Silber putzt man einfach mit dem abgeseihten Kochwasser von Kartoffeln. Schwarz angelaufenes Silber bekommt man wieder schön mit einer Mischung aus Kreidepulver, ein wenig Essig und Alkohol.

Spiegel
Spiegel kann man mit einer rohen Kartoffelhälfte sauber reiben. Mit klarem Wasser nachwischen und trockenreiben.

Teppiche
Zum Säubern der Teppiche und Auffrischen der Farben kann man folgendes Mittel herstellen: Einige rohe Kartoffeln reiben, mit kochendem Wasser überbrühen und 2–3 Stunden stehen lassen. Vorsichtig abgießen und die Flüssigkeit eventuell nochmals fein abseihen. Damit den Teppich abreiben oder abbürsten. Stark verschmutzte Teppiche bearbeitet man mit Sauerkraut. Auf den Teppich verteilen, diesen aufrollen und 24 bis 48 Stunden einwirken lassen. Anschließend den Teppich gut bürsten und eventuell noch mit Kartoffelwasser abreiben.

Tintenflecken
Tintenflecken entfernt man aus Stoffen oder Kleidungsstücken mit 90%igem Alkohol oder gesalzenem frischgepreßtem Zitronensaft. Anschließend mit klarem Wasser nachspülen. Dann die Prozedur eventuell nochmals wiederholen.

Topfblumen
Topfblumen gedeihen besser, wenn man sie mit dem Kochwasser von Eiern gießt. Ein anderer, ausgezeichneter natürlicher Mineralstoffdünger ist Kaffeesatz. Von Zeit zu Zeit etwas davon auf die Erde streuen.

Trockenreinigung
Wasserempfindliche Wollsachen kann man auch mit Kleie reinigen. Gut damit bestreuen, in ein Handtuch rollen und mehrere Stunden liegenlassen. Danach tüchtig ausklopfen.

Verbrannte Töpfe
Verbrannte Töpfe bekommt man wieder mit einer Mischung aus Essig und Salz sauber. Die Mischung über Nacht im Topf lassen, am Morgen 5 Minuten kochen.

Wasserflecken
Wasserflecken oder solche von anderen Flüssigkeiten auf Möbeln oder Holz reibt man mit Butter ein. Eventuell nach einiger Zeit wiederholen.

Wolle waschen
Empfindliche, aber waschbare Wollsachen kann man mit dem abgeseihten Kochwasser von Kartoffeln waschen. Oder mit dem fein abgeseihten Wasser, in dem man Kleie gekocht hat.

Zinn putzen
Schmutziges Zinn putzt man mit Kreide; einfach tüchtig mit Kreidepulver abreiben oder mit einer Bürste bearbeiten.
Um ein altes, sehr verschmutztes Stück Zinn aufzuarbeiten, legt man es etliche Stunden in Petroleum. Anschließend gut mit einem Lappen bearbeiten. Damit Zinn schön glänzt, wird es mit einem Lappen bearbeitet, der in heißem Bier getränkt wurde. Man kann dem Zinn aber auch Glanz verleihen, wenn man es mit grünen Porreeblättern oder frischen Sauerampferblättern bearbeitet.
Schließlich eignet sich zum Zinnputzen natürlich auch noch sehr gut das Zinnkraut (Katzenwedel, Schachtel- oder auch Ackerschachtelhalm). Das zerkleinerte Kraut zu Pulver mahlen, mit etwas Wasser anrühren und das Zinn damit abreiben oder mit einer weichen Bürste bearbeiten.

Register der Haus- und Heilmittel

Bohnenkraut
Anregung, Darmentzündung, Gicht, Gürtelrose, Magerkeit, Verdauungsbeschwerden
Borretsch
Nasenbluten, Schweißabsonderung (übermäßiges Schwitzen), Lungenentzündung, Frühjahrskur, Masern
Borwasser
Augenpflege
Brennessel
Blasenschwäche, Bluthochdruck, Blutreinigung, Rheumatismus, Haarpflege, Haarausfall
Brombeere
Blasenentzündung, Durchfall, Halsschmerzen, Mandelentzündung, Masern, Nasenbluten, Schnupfen, Schweißabsonderung
Buchsbaum
Frostbeulen, Haarausfall, Ekzem, Hexenschuß
Buchweizen
Blasenschwäche
Butter
Halsschmerzen, Hämorrhoiden, Verbrennungen
Buttermilch
Handpflege

D

Datteln
Halsschmerzen, Halsentzündungen
Dill
Anregung, Blähungen, Erbrechen, Schluckauf
Dost
Anregung, Asthma

E

Efeu
Hämorrhoiden, Ischias, Hühneraugen, Schwielen, Sonnenbrand, Keuchhusten
Ehrenpreis
Kopfschmerzen

Eibisch
Abszeß, Darmentzündung, Mandelentzündung, Rippenfellentzündung, Stirnhöhlenentzündung, Zahnschmerzen (Geschwür)
Eiche
Hämorrhoiden, Gesichtspflege, Mandelentzündung
Eigelb
Gesichtspflege, Haarpflege, Schuppen, Blutarmut
Eisenkraut
Depressionen, Milzstau, Nervenstärkung, Fieber, Migräne, Zahnpflege
Enzian
Blutarmut, Frühjahrskur, Leberfunktion, Leberstau, Nervosität, Rekonvaleszenz
Erdbeere
Abstillen, Blutarmut, Bluthochdruck, Gesichtspflege (Hautstraffung), Gicht, Mandelentzündung, Zuckerkrankheit
Erdrauch
Bluthochdruck, Hautunreinheiten
Erle
Fußpflege
Esche
Adernverkalkung, Fieber, Gicht
Essig
Hornhaut, Sommersprossen, Juckreiz, Gelbsucht, Schluckauf, Blähungen, Haut (fleckige), Desinfektion, Verbrennungen
Essigsaure Tonerde
Hornhaut, Migräne
Estragon
Blähungen, Schluckauf, Appetitlosigkeit

F

Faulbaum
Entfettung
Feigen
Abszesse
Fenchel
Anregung, Blähungen, Entfettung, Schluckauf, Bronchitis, Stillen,

Halbbad
Nierenkolik
Harn
Insektenstiche
Haselnuß
Gesichtspflege (Hautstraffung)
Hauswurz
Ohrenschmerzen, Sommersprossen
Hefe (Frisch- oder Bäckerhefe)
Bad (Hautpflege)
Heidekraut
Teintaufhellung, Prostatabeschwerden, Blasenentzündung, Harnverhalten
Heidelbeere
Blasenschwäche, Darmentzündung, Durchblutungsstörung, Mundfäule, Zuckerkrankheit
Heilerde
Abszesse, Gesichtspflege, Gesichtsrötung, Hautunreinheiten, Darmentzündung, Fingergeschwür, Insektenstiche, Krampfadern, Krampfadergeschwüre, Mandelentzündung, Mundgeruch, Nierensteine, Nagelpflege, Zahnfleischentzündung
Heublumen
Abgespanntheit (sommerliche Erkältung), Gallensteine, Darmentzündung
Himbeere
Appetitlosigkeit, Blasenschwäche, Niederkunft (Geburtserleichterung)
Hirtentäschel
Krampfadern, Menstruationsstörungen, Nasenbluten, Wunden, Hämorrhoiden
Holunder
Blutreinigung, Bronchialkatarh, Erkältungserscheinungen, Frostbeulen, Masern, Verbrennungen, Gicht, Mitesser, Hautpflege
Honig
Blutarmut, Mundfäule, Rekonvaleszenz, Schlaflosigkeit, Verbrennungen, Falten

Hopfen
Appetitlosigkeit, Blutarmut, Heiserkeit
Huflattich
Neuralgien, Gürtelrose, Husten

I

Immergrün
Abstillen, Lungenemphysem, Nasenbluten, Wunden
Inhalationen
Schnupfen
Isländisches Moos
Asthma, Husten

J

Jodtinktur
Mandelentzündung
Johannisbeeren (schwarze)
Gicht, Rheumatismus
Johanniskraut
Asthma, Depressionen, Fieber, Hexenschuß

K

Kamille
Aufstoßen, Augenbindehautentzündung, Magerkeit, Mundgeruch, Migräne, Milzstau, Verdauungsbeschwerden, Darmentzündung, Fieber, Fingerentzündung, Hexenschuß, Juckreiz, Menstruationsschmerzen, Nervosität, Neuralgien, Ohrenschmerzen, steifer Nakken, Haarpflege
Kampferöl
Rheuma, Neuralgien
Kanadische Dürrwurz
Eiweißharnen, Hexenschuß, Muskelschmerzen
Kapuzinerkresse
Haarausfall, Schuppen
Karotten (Möhren)
Asthma, Darmentzündung (Durchfall), Mundfäule, Stillen, Verbrennungen, Zahnkaries, Falten, Gesichtspflege

Kartoffel
Frostbeulen, Halsschmerzen, Verbrennungen, Tränensäcke, Handpflege, Lippenpflege
Kastanien (Roßkastanien)
Rheumatismus, Gesichtsrötung
Katzengamander
Desinfektion, Drüsenentzündung
Katzenminze
Keuchhusten, Schluckauf
Kerbel
Augenbindehautentzündung
Kirsche
Falten, Gicht, Eiweißharnen, Harnverhalten
Kleie
Handpflege, Rheumatismus
Klette
Akne, Hautunreinheiten, Bluterguß, Muskelschmerzen, Rheumatismus, Haarpflege, Zuckerkrankheit
Knoblauch
Bluthochdruck, Neuralgien, Rheumatismus, Insektenstiche, Warzen
Kohl (Weiß-, Grün-, Rotkohl)
Akne, Blasenentzündung, Bronchialkatarrh, Drüsenentzündung, Gicht, Neuralgien, Krampfadern, Mandelentzündung, Magenschleimhautentzündung, Magengeschwüre, Nierensteine, Prostataentzündungen, Rheumatismus, Harnverhalten, Heiserkeit, Verbrennungen, Zahnneuralgien, Zuckerkrankheit, Teintaufhellung
Königskerze
Abszesse, Bronchitis, Frostbeulen, Lungenemphysem, Lungenentzündung
Kopfdampfbad
Bronchitis, Schnupfen
Kopfsalat
Akne, Teintaufhellung, Augenbindehautentzündung, Darmträgheit, Gallensteine, Keuchhusten, Rotfinnen, Verbrennungen
Koriander
Anregung, Aphrodisiakum, Blähungen

M

N

Nelken (Gewürznelken)
Augenfältchen (Krähenfüße), Zahn- und Mundpflege, Zahnneuralgien, Zahnschmerzen, Durchfall

O

Odermennig
Mandelentzündung, Heiserkeit

P

Panamarinde
Haarpflege, Haarausfall
Pappel
Rheumatismus, Lungenemphysem, Bronchitis
Passionsblume
Wechseljahrbeschwerden, Erregung
Petersilie
Abstillen, Augenringe, heller Teint, Sommersprossen, Zahn- und Mundpflege, Heiserkeit, Ohrenschmerzen, Blähungen, Menstruationsstörungen, Bluthochdruck, Rheumatismus
Petroleum
Splitterentfernung
Pfefferminze
siehe Minze
Pflaumen
Gicht, Darmträgheit
Porree (Lauch)
Abszesse, Blasenentzündung, Gesichtsröte, Hühneraugen, Teintaufhellung, Nierensteine, Bronchitis, Schwielen
Propolis (Bienenharz)
Zahnfleischentzündung, Zahnfleischschwund

Q

Quark (Speisequark)
Augenringe, Hautpflege, Lippenpflege, Gesichtspflege, Venenentzündung

S

Sitzbad
Hämorrhoiden, Blasenentzündung
Speck
Abszesse
Spitzwegerich
Abszesse, Akne, Augenlidrandentzündung, Bluterguß, Bronchitis, Fingerentzündung, Insektenstiche, Weißfluß, Wunden, Gesichtspflege, Venenentzündung, Rekonvaleszenz, Zahnneuralgien
Sonnenhut
Zahnfleischbluten
Stärke (Kartoffel-, Reisstärke)
Juckreiz
Steinklee
Augenlidrandentzündung, Darmentzündung, Dünndarmentzündung, Gallenkoliken, Gesichtspflege, Ohrenschmerzen, Schlaflosigkeit
Stiefmütterchen
Akne, Ekzem, Hautunreinheiten, Krampfadern, Schuppen, Venenentzündung, Blutreinigung, Schnupfen

T

Talkum
Fußschweiß, Fußbeschwerden, Schweißabsonderung (übermäßige)
Tannennadeln
Muskelschmerzen
Taubnessel (Weiße Taubnessel)
Hämorrhoiden, Nervenstärkung
Tausendgüldenkraut
Haarpflege, Verdauungsbeschwerden, Fieber
Thymian
Siehe Quendel
Tomaten
Akne, Insekten, Insektenstiche, Hautunreinheiten
Trauben (Weintrauben)
Gesichtspflege
Trockenerbesen
Ohrenschmerzen

U

V

W

Wiesenknöterich (Natternwurz)
Venenentzündung, Zuckerkrankheit
Wiesenkönigin (Mädesüß, Spierstaude)
Harnverhalten, Herzrhythmusstörungen, Entfettung, Gicht, Hautunreinheiten, Hautentzündungen, Muskelschmerzen, Fieber
Wurmfarn
Blasenschwäche

Y

Ysop
Bluterguß, Husten, Menstruationsschmerzen, Sonnenbrand, Rippenfellentzündung, Heuschnupfen

Z

Zehrblume (Betonie, Ziest)
Lungenemphysem, Wunden
Zimt
Aphrodisiakum, Durchfall, Rekonvaleszenz, Zahn- und Mundpflege
Zinnkraut (Schachtelhalm)
Fußschweiß, Krampfadern, Lungenentzündung, Mundgeruch, Nagelpflege, Schnupfen, Warzen, Wunden, Blasenentzündung, Blasenschwäche, Blutreinigung, Nierensteine
Zitrone
Gesichtspflege, Mandelentzündung, Mundfäule
Zwiebel
Abszesse, Asthma, Durchfall, Frostbeulen, Haarausfall, Husten, Insektenstiche, Magerkeit, Falten, Hautunreinheiten, Oedeme (Wassersucht), Ohrenschmerzen, Prostatabeschwerden, Sommersprossen

Liste der deutschen und lateinischen Pflanzennamen

Viele Pflanzen haben in verschiedenen Gegenden häufig auch einen unterschiedlichen Namen. Untenstehendes Register soll gegebenenfalls das Suchen erleichtern und helfen, Mißverständnisse zu vermeiden.

A

Alant *(Inula helenium)*: Edelherzwurz, Brustalant, Galantwurzel, Helenenwurz

Andorn *(Marrubium vulgare)*: Gotteshilfe, Antonitee, Mariennessel, Mutterhaut, weißer Dorant.

Angelika *(Angelica archangelica)*: Engelwurz, Erzengelwurz.

Anis *(Pimpinella anisum)*: Anais, Brotsamen, süßer Kümmel.

Arnika *(Arnica montana)*: Bergwohlverleih, Mitterwurz, Kraftwurz, Ochsenblume, Engelkraut, Fallwurz.

Augentrost *(Euphrasia officinalis)*: Hirnkraut, Milchdieb.

B

Baldrian *(Valeriana officinalis)*: Hexenkraut, Katzenkraut.

Bärenklau *(Heracleum sphondylium)*.

Basilikum *(Ocimum basilicum)*: Hirnkraut, Königskraut, Suppenbasil, Pfefferkraut, Josefskräutlein.

Beifuß *(Artemisia vulgaris)*: Wilder Wermut, Gänsekraut.

Beinwell *(Symphytum officinale)*: Wallwurz, Schwarzwurz, Speckwurz, Comfrey.

Benediktenkraut *(Cnicus benedictus)*: Bitterdistel, Kardobenediktenkraut, Heildistel.

Berberitze *(Berberis vulgaris)*: Sauerdorn.

Besenginster *(Sarothamnus scoparius)*.

Birke *(Betula pendula)*.

Bitterklee *(Menyanthes trifoliata)*: Dreiblatt, Gallenkraut, Sumpfblume, Monatsblume, Zottenblume, Fieberklee.

Bittersüßer Nachtschatten *(Solanum dulcamara)*: Nachtschatten.

Bockshornklee *(Trigonella foenum graecum)*: Griechisches Heu, Kuhhornklee.

Bohne *(Phaseolus vulgaris)*.

Bohnenkraut *(Satureja hortensis)*: Pfefferkraut.
Borretsch *(Borago officinalis)*: Gurkenkraut, Herzfreude.
Brennessel *(Urtica dioica)*.
Brombeere *(Rubus fruticosus)*.
Buchsbaum *(Buxus sempervirens)*.

D

Dill *(Anethum graveolens)*: Gurkenkraut.
Dost *(Origanum vulgare)*: Wilder Majoran.

E

Efeu *(Hedera helix)*.
Ehrenpreis *(Veronica officinalis)*: Veronika, Wundkraut, Köhlerkraut, Männertreu, Bachbunge.
Eibisch *(Althaea officinalis)*: Altheewurzel, Heilwurz, Weiße Malve, Sammetpappel, Schleimwurzel.
Eiche *(Quercus)*.
Eisenkraut *(Verbena officinalis)*: Eisenhart.
Enzian *(Gentiana)*: Bitterwurz, Fieberwurz.
Erdrauch *(Fumaria officinalis)*: Grintkraut, Ackerraute, Feldraute.
Erle *(Alnus glutinosa)*.
Esche *(Fraxinus excelsior)*.
Estragon *(Artemisia dracunculus)*: Bertram.

F

Faulbaum *(Rhamnus frangula)*.
Fenchel *(Foeniculum vulgaris)*.
Flohsamen *(Semen psillii)*.
Frauenmantel *(Alchemilla vulgaris)*.

G

Gänseblümchen *(Bellis perennis)*: Angerblümchen, Marienblümchen, Grasblume, Magdalenenblume, Maßliebchen, Tausendschönchen.
Gänsefingerkraut *(Potentilla anserina)*: Anserine, Krampfkraut.
Geißfuß *(Aegopodium podagraria)*: Podagrakraut, Gichtkraut, Zipperleinkraut, Giersch.

Goldrute *(Solidago virgaurea)*: Goldraute, Heidnisches Wundkraut, Unsegenkraut.

Gundelrebe *(Glechoma hederacea)*: Gundermann, Donnerrebe, Silberkraut, Soldatenpetersilie, Totenkraut.

H

Hafer *(Avena)*.

Hauswurz *(Sempervivum tectorum)*: Donnerbart, Hauslauch, Wilder Rhababer, Wetterwurz, Dachwurz.

Heidekraut *(Calluna vulgaris)*: Erika, Besenheide, Brandheide.

Heidelbeere *(Vaccinium myrtillus)*: Blaubeere, Schwarzbeere, Bickbeere, Hasenbeere, Mostbeere, Schwarze Besinge.

Himbeere *(Rubus idaeus)*.

Hirtentäschel *(Capsela bursapastoris)*: Beuteldieb, Mönch, Gänsekresse, Blutkraut, Beutelschneiderkraut.

Holunder *(Sambucus nigra)*: Flieder, Hollerbusch.

Hopfen *(Humulus lupulus)*.

Huflattich *(Tussilago farfara)*: Brandlattich, Eselsfuß, Pappenmütz, Quirinskraut, Roßhut, Sandblume.

I

Immergrün *(Vinca minor)*: Wintergrün.

Isländisches Moos *(Cetraria islandica)*: Lungenmoos, Felsengras, Heideflechte.

J

Johannisbeere, Schwarze *(Ribes nigrum)*.

Johanniskraut *(Hypericum perforatum)*: Elfenblutkraut, Hexenkraut, Jägerteufel, Sonnenwendekraut, Teufelsfluch, Hartheu, Heergottswundkraut, Tüpfelkraut.

K

Kamille *(Matricaria chamomilla)*.

Kanadische Dürrwurz *(Erigeron canadensis)*.

Kapuzinerkresse *(Tropaeolum majus)*.

Kastanien *(Aesculus hippocastanum)*: Roßkastanien, Wilde Kastanien, Gichtbaum, Pferdekastanien, Saukastanien.

Katzengamander *(Teucrium marum).*

Katzenminze *(Nepeta cataria).*

Kerbel *(Anthriscus cerefolium)*: Gartenkerbel, Körfelkraut, Kuchelkraut.

Klette *(Arctium lappa* und *tomentosum)*: Butzenklette, Grindwurz, Haarballen, Klusenkraut, Wolfskraut.

Klettenwurzel *(Radix bardanae).*

Knoblauch *(Allium sativum)*: Knofel, Lauchkraut.

Königskerze *(Verbascum thapsus)*: Wollblume, Fackelblume, Feldkerze, Himmelbrand, Marienkerze, Wetterkerze.

Koriander *(Coriandrum sativum)*: Wanzendill.

Kornblume *(Centaurea cyanus).*

Kümmel *(Carum carvi)*: Wiesenkümmel.

Kürbis *(Cucurbita pepo)*: Gartenkürbis.

L

Labkraut *(Galium verum)*: Gliedkraut, Liebfrauenstroh.

Lavendel *(Lavendula officinalis)*: Hirnkraut, Spiker, Schwindelkraut, Zitterblume.

Liebstöckel *(Levisticum officinalis)*: Leberstockkraut, Badekraut, Neunstöckel.

Linde *(Tillia parvifolia, Tillia cordata).*

Löwenzahn *(Taraxacum officinalis)*: Kettenblume, Milchblume, Kuhlattich, Laterne, Mistfink, Pusteblume, Sonnenwirbel.

Lungenkraut *(Pulmonaria officinalis)*: Bockskraut, Fleckenkraut, Hirschkohl, Lungenwurz, Schlotterhose.

M

Mädesüß *(Spirea ulmaria, Filipendula ulmaria)*: Wiesenkönigin.

Malve *(Malva sylvestris).*

Majoran, Echter *(Majorana hortensis)*: Mairan, Wurstkraut.

Mauerpfeffer *(Sedum acre)*: Scharfe Fetthenne.

Meerettich *(Armoracia rusticana)*: Kren.

Melisse *(Melissa officinalis)*: Frauenwohl, Herztrost, Honigblatt, Mutterkraut, Zitronenmelisse.

Minze *(Mentha piperita)*: Pfefferminze.

Mistel *(Viscum album).*

Mohn *(Papaver rhoeas)*: Klatschmohn.

N

Nelken *(Eugenia caryophyllata)*: Gewürznelken, Nägelein, Nelkenkopf.

O

Odermennig *(Agrimonia eupatoria)*: Ackermännchen, Bruchwurz, Leberklee, Natterzunge, Steinwurz.

P

Pappel *(Populus nigra)*: Schwarzpappel.
Passionsblume *(Passiflora caerulea)*.
Petersilie *(Petroselinum sativum* und *crispum)*: Peterling.

Q

Quendel *(Thymus serpyllum)*: Rainkümmel, Feldkümmel, Feldthymian.

R

Rettich *(Raphanus sativus)*: Gartenrettich.
Ringelblume *(Calendula officinalis)*: Goldblume, Regenblume, Ringelrose, Studentenblume, Weinblume.
Rosmarin *(Rosmarinus officinalis)*.
Ruprechtskraut *(Geranium robertianum)*: Storchenschnabel, Gottesgnadenkraut.

S

Salbei *(Salvia officinalis)*: Muskatellerkraut, Königssalbei, Gartensalbei.
Sanddorn *(Hipphae rhamnoides)*: Stranddorn, Weidendorn.
Schafgarbe *(Achillea millefolium)*: Bauchwehkraut, Feldgarbe, Grundheil, Jungfrauenkraut, Garb, Katzenschwanz, Schafsrippe, Schafszunge, Tausendblatt.
Schlüsselblume *(Primula officinalis)*: Aurikel, Bärsanikel, Gichtblume, Pagenblume, Himmelschlüsselchen, Primel.
Schöllkraut *(Chelidonium majus)*.
Seifenkraut *(Saponaria officinalis)*: Madenkraut, Spatzenkraut, Waschkraut.

Sellerie *(Apium graveolens)*.
Sonnenhut *(Echinaceae purpurea)*.
Spitzwegerich *(Plantago lanceolata)*.
Steinklee *(Melilotus officinalis)*: Echter Steinklee.
Stiefmütterchen *(Viola tricolor)*: Ackerveilchen, Freisamkraut, Dreifaltigkeitskraut, Ackerdenkeli.

T

Taubnessel *(Lamium album)*: Weiße Taubnessel.
Tausendgüldenkraut *(Centaurium minus)*: Erdgalle.
Thymian *(Thymus serpyllum)*: Quendel.

U

Ulme *(Ulmus carpinifolia)*: Feldulme.

V

Veilchen *(Viola odorata)*: Märzveilchen, Wohlriechendes Veilchen.
Vogelknöterich *(Polygonum aviculare)*: Vogelgras, Wegetritt.
Vogelmiere *(Stellaria media)*: Hühnerdarm-Vogelmiere, Mäusedarm, Sternmiere.

W

Wacholder *(Juniperus communis)*: Gemeiner Wachholder.
Waldmeister *(Asperula odorata)*: Maikraut, Leberkraut.
Walnuß *(Juglans regia)*: Christnüsse, Meisennüsse.
Wasserdost *(Eupatorium cannabium)*: Wasserhanf, Hirschklee, Albkraut, Kunigundenkraut.
Wegsenf *(Sisymbrium officinalis)*: Wegraute.
Wegwarte *(Cichorium intybus)*: Wilde Zichorie, Wegeleuchte.
Weinrebe *(Vitis vinfera)*.
Weißdorn *(Crataegus oxyycantha)*: Hagedorn, Mehlbeere, Saurauch, Gemeiner Weißdorn.
Wiesenknöterich *(Polygonum bistorta)*: Drachenwurz, Natternwurz, Schlangenkraut, Schafzunge, Ochsenzunge, Schlangenknöterich.
Wiesenkönigin *(Filipendula ulmaria)*: Wiesengeißbart, Mädesüß, Bocksbartkraut, Johannisquendelkraut.
Wurmfarn *(Dryopteris filix-mas)*: Otterkraut, Farnwurzel, Bandwurmkraut, Fünffingerwurz.

Y

Ysop *(Hyssopus officinalis)*: Klosterysop, Ispen.

Z

Ziest *(Stachys officinalis)*: Betonie, Echter Ziest, Pfaffenblume, Zehrblume.

Zimt *(Cinnamonum ceylanicum)*.

Zinnkraut *(Equisetum arvense)*: Schachtelhalm, Katzenwedel, Kannenkraut, Scheuerkraut, Ackerschachtelhalm

Zitrone *(Citrus limonum)*: Limone.

Zwiebel *(Allium cepa)*: Speisezwiebel.